Funktionelles Training

Fit und gesund durch täglich nur 15 Minuten Sport zuhause!

von Werner Weilhaber

© Copyright - Alle Rechte vorbehalten.

ISBN: 9798393100544

Es ist in keiner Weise erlaubt, dieses Dokument zu reproduzieren, zu vervielfältigen oder zu übertragen, weder in elektronischer noch in gedruckter Form. Die Aufzeichnung dieser Veröffentlichung ist strengstens untersagt, und die Speicherung dieses Dokuments ist nur mit schriftlicher Genehmigung des Herausgebers gestattet. Alle Rechte vorbehalten.

Die hier zur Verfügung gestellten Informationen werden als wahrheitsgetreu und konsistent dargestellt, so dass jegliche Haftung, im Sinne von Unachtsamkeit oder anderweitig, durch die Nutzung oder den Missbrauch der hierin enthaltenen Richtlinien, Prozesse oder Anleitungen in der alleinigen und vollständigen Verantwortung des Lesers liegt. Unter keinen Umständen kann der Herausgeber für Wiedergutmachung, Schäden oder finanzielle Verluste, die direkt oder indirekt auf die hierin enthaltenen Informationen zurückzuführen sind, haftbar oder verantwortlich gemacht werden.

Alle Urheberrechte, die nicht im Besitz des Herausgebers sind, liegen bei den jeweiligen Autoren.

Rechtlicher Hinweis:

Dieses Buch ist urheberrechtlich geschützt. Es ist nur für den persönlichen Gebrauch bestimmt. Sie dürfen den Inhalt dieses Buches ohne Zustimmung des Herausgebers weder verändern, verteilen, verkaufen, verwenden, zitieren oder paraphrasieren.

Bei Zuwiderhandlung werden rechtliche Schritte eingeleitet.

Hinweis zum Haftungsausschluss:

Bitte beachten Sie, dass die in diesem Dokument enthaltenen Informationen nur für Bildungs- und Unterhaltungszwecke bestimmt sind. Es wurden alle Anstrengungen unternommen, um genaue, aktuelle und verlässliche vollständige Informationen bereit-zustellen. Es werden keine Garantien jeglicher Art abgegeben oder impliziert. Der Leser erkennt an, dass der Autor keine rechtliche, finanzielle, medizinische oder fachliche Beratung anbietet.

Mit der Lektüre dieses Dokuments erklärt sich der Leser damit einverstanden, dass wir unter keinen Umständen für direkte oder indirekte Verluste verantwortlich sind, die sich aus der Verwendung der in diesem Dokument enthaltenen Informationen ergeben, einschließlich, aber nicht beschränkt auf, Fehler, Auslassungen oder Ungenauigkeiten.

Dieses Buch bietet Informationen und ist nur für Bildungszwecke gedacht. Sie sollten sich nicht auf diese Informationen als Ersatz für professionelle medizinische Beratung, Diagnose oder Behandlung verlassen, noch ersetzt es diese.

1. Maximale Kraft 69

2. Elastische Kraft. 70

3. Kraftausdauer. 70

Stärke im täglichen Leben 72

Kraftübungen 74

1. Einbeinige Brücke 75

2. Einbeinige Kniebeuge 76

5. Gesäßbrücke 78

4. Gebogen Knie Wade Anheben 79

Kapitel 7 Komponente drei des funktionellen Trainings: Bewegungsumfang 82

Was ist der Bewegungsumfang? 82

Bewegungsspielraum in Ihrem täglichen Leben 85

Übungen für den Bewegungsspielraum .. 88

1. Ausfallschritt mit Wirbelsäulendrehung 88

2. Schmetterlingsdehnung 89

3. Schulterdrücken im Sitzen 90

Kapitel 8 Komponente vier des funktionellen Trainings: Gleichgewicht und Ausdauer 93

  Was sind Gleichgewicht und Ausdauer? 94

  Gleichgewichts- und Ausdauerübungen 100

    1. Einbeiniger Stand 100

    2. Plyo-Lunge 101

    3. Wadenheben mit geradem Bein ... 103

Kapitel 9 Beispiele für Ihren Übungsplan 105

  7 Übungen für echte funktionelle Stärke 109

  Was kann funktionelles Training für Sie tun? 109

Funktionelle Training-Übungen 112

Übung Nr. 1 – Kniebeugen 114

  Kniebeuge 115

  Kniebeuge mit Seitwärtsdrehung 117

Wie helfen Kniebeugen? 119

Übung Nr. 2 – Ausfallschritte 122

  Seitlicher Ausfallschritt (Plyo) 122

- Drehung im Ausfallschritt 124
- Plyo-Lunge (Sprungausfallschritt) 125

Welche Vorteile haben Ausfallschritte?
.... 126

Übung Nr. 3 – Dehnungen 129

- Downward Dog (Herabschauender Hund)
.... 129
- Cobra-Pose (Kobrahaltung) 131
- Cow-Pose (Kuh-Pose) 133

Welche Vorteile haben Dehnungen? 134

Übung Nr. 4 - Sit-ups 136

- Sit-up-Drehung 137
- Sit-up mit Gewichten 138
- Bicycle Crunch (Fahrad Crunch) 140

Wie helfen Sit-Ups? 141

Übung Nr. 5 – Pulse 143

- Armimpulse 144
- Beinpulse 145
- Core-Pulse (Kernimpulse) 146

Welche Vorteile haben Pulse? 147

Übung Nr. 6 - Dumbbell Rows 149

Einarmiges Kurzhantelrudern........... 150

Kurzhantel-Rudern........................ 151

Abwechselndes Kurzhantelrudern..... 152

Wie helfen Dumbbell-Rows? 153

Übung Nr. 7 – Liegestütze 155

Wand-Liegestütze 156

Schräge Liegestütze 157

Knie-Liegestütze............................ 158

Welche Vorteile haben Liegestützen?.. 159

Schlussbetrachtung 164

Nachtrag 166

Buchempfehlung 168

Buchvorschlag 1 - Intervallfasten für Frauen... und natürlich auch für Männer 168

Buchvorschlag 2 – Die Keto Diät 169

Einleitung

Das 15 Minuten Training für Fitness und Gesundheit

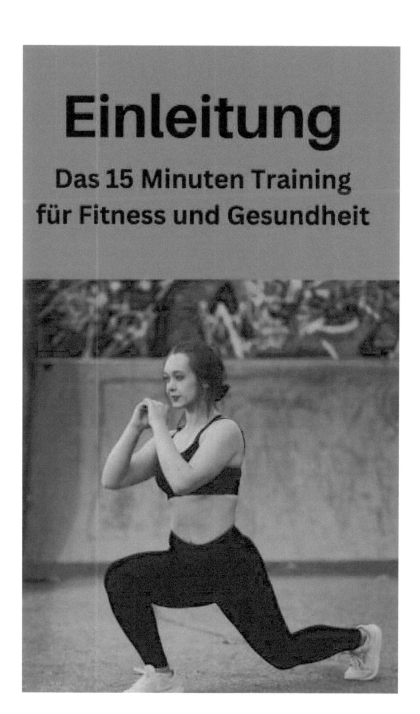

Einführung

Wenn jemand über Gesundheit spricht, geht es in der Regel um das eigene, allgemeine Wohlbefinden. Das bedeutet, dass Gesundheit in erster Linie eine persönlichen Angelegenheit ist. Denn jeder von uns wünscht sich gesund und fit zu sein. Das ist ein ganz natürlicher Impuls.

Doch Gesundheit fällt nicht einfach so vom Himmel. Für Ihre Gesundheit müssen Sie selbst sorgen. Wie Sie das machen können, zeige ich Ihnen in diesem Buch.

Das Erste und Einfachste, was Sie für Ihre Gesundheit tun können, ist, sich richtig zu ernähren und regelmäßig ein wenig Sport zu treiben.

Sich richtiges ernähren bedeutet, darauf zu achten, was auf Ihrem Teller landet. Das ist eine recht einfache Sache, die wenig Mühe bereitet.

Beispiele gesunder Ernährung finden sich viele in Büchern und im Internet. Zwei Bücher, die Ihnen da helfen können, zeige ich Ihnen auch hier im Anhang dieses Buches.

Neben einer gesunden Ernährung sollten Sie regelmäßig ein wenig Sport treiben. Sport zu treiben bedeutet nicht, dass Sie ein Bodybuilder oder Gewichtheber werden müssen, auch wenn das mögliche Ziele sind, die Sie durch Sport erreichen können.

Es könnte auch einfach nur bedeuten, dass Sie Ihr Wunschgewicht halten oder Ihren Körper durch Bewegung fit halten wollen. In solchen Fällen brauchen Sie keine Hanteln und Laufbänder, sondern nur eine funktionelles Trainingsroutine mit ca. 15 Minuten täglichem Einsatz. Und genau darum geht es in diesem Buch.

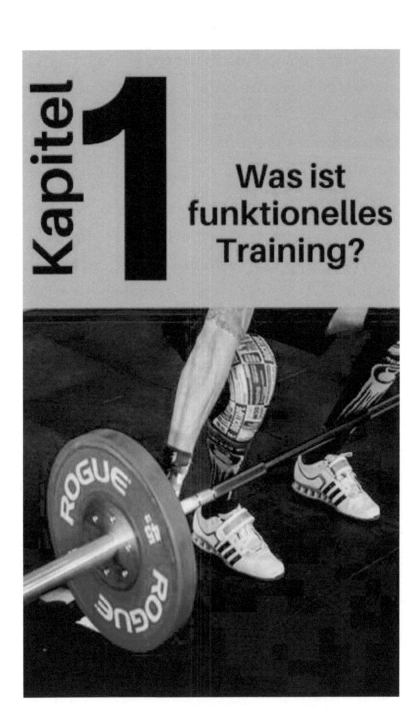

Kapitel 1
Was ist funktionelles Training?

Kapitel 1
Was ist funktionelles Training?

Vielleicht haben Sie den Begriff "funktionelles Training" noch nie gehört, bevor Sie diese Worte hier gelesen haben. Sie können jedoch sicher sein, dass funktionelles Training allgegenwärtig ist. Funktionelles Training bezeichnet eine Art von Fitness, bei der Sie Ihren Körper in simulierten Routinen, die alltäglichen Aufgaben ähneln, in Bewegung halten.

Die meisten Menschen stellen sich unter Fitness folgendes Bild vor: Ein kräftiger Kerl trainiert mit riesigen Gewichten und hat große Bizeps, die sich jedes Mal ausbeulen, wenn er die Gewichte hebt. Dieses Bild sollten Sie schnell vergessen. Nicht jeder kann wie ein Bodybuilder aussehen und in den meisten Fällen ist diese Vorstellung unrealistisch und nicht umsetzbar. Es ist schwieriger, einen massigen, muskulösen Körperbau zu erhalten als einen normalen. Außerdem haben die wenigsten Menschen das Ziel, ein PRO-Bodybuilder zu werden.

Eine einfachere und vernünftigere Art und Weise, eine gute Figur zu erhalten, besteht darin, sich einfachere Ziele zu setzen. Die meisten Menschen wollen eigentlich nur im Alltag möglichst viel leisten können.

Wenn das bei Ihnen auch so ist, vergessen Sie die Gewichte und halten Sie sich an natürlichere Bewegungen. Denn an dieser Stelle kommt das funktionelle Training ins Spiel.

Beim funktionellen Training führen Sie Kniebeugen, Ausfallschritte, Dehnübungen und Pumpübungen aus, die Ihren Bewegungen im Alltag am nächsten kommen.

Nehmen Sie die Ausfallschritte als Beispiel. Bei den Ausfallschritten strecken Sie Ihr Bein aus und beugen es. Auch wenn Sie in diesem Zyklus nie laufen werden, imitiert er die Bewegungen, die Sie in extremeren

Fällen ausführen. Beim Treppensteigen und Laufen werden die gleichen Bewegungen wie beim Gehen ausgeführt, aber mit mehr Kraft und Stärke. Wenn Sie Ausfallschritte machen, gewöhnen sich Ihre Muskeln und Gelenke an den starken Zug und die Belastung und können daher beim Laufen effektiver arbeiten.

Wenn Sie älter werden, stellen Sie vielleicht fest, dass Ihr Körper nicht mehr die gleichen Dinge tun kann wie früher. Das ist in Ordnung, denn das passiert jedem Menschen.

Leider passiert das umso schneller, je lethargischer Sie werden. Darum ist es besser, aufzustehen und sich auf jede erdenkliche Weise zu bewegen als auf dem Sofa zu sitzen und alten Zeiten nachzutrauern.

Funktionelles Training kann überall und mit jedem Schwierigkeitsgrad durchgeführt werden. Sie können die Übungen zum Beispiel auch mit Ihrem eigenen Körpergewicht ausführen, ohne Fitnessgeräte zu benutzen. Solange Sie sich auf eine Art und Weise bewegen, die Ihrem Körper gut tut, betreiben Sie funktionelles Training richtig. Das ist besser, als im Fitnessstudio die schwersten Gewichte zu heben und dann beim Einladen von Lebensmitteln in Ihr Auto die Arme nicht hoch und den Rücken nicht gerade zu bekommen.

Wie Sie funktionelles Training mit Ihrem Lebensstil in Einklang bringen

Eines ist sicher, das Streben nach einem 100% perfekten Körper ist absolut unrealistisch und nicht erreichbar. Ihr grundlegendes Ziel sollte immer sein, einen gesunden Körper zu erhalten, mit dem Sie als Person zufrieden sind.

Fit zu sein ist ein grundsätzlicher Vorteil für Sie selbst. Abgesehen davon sollten Ihre Übungen Ihre gewohnte Lebensweise nicht umstürzen, sondern in sie einfließen. Sobald es zu einem Problem wird, Zeit für Ihr Training zu finden, sollte das ein Warnsignal für Sie sein.

Hier sind einige Tipps, die Sie beachten sollten, wenn Sie ein Trainingsprogramm erstellen, das für Sie funktioniert.

- Zuerst einmal sollte es nicht zu lange dauern. Eine 15- bis 25-minütige Routine reicht aus, um einen Unterschied zu machen, solange Sie dieses Training jeden Tag durchführen.
- Sie brauchen keine besonders schweren Übungen, sondern nur einfache, sich wiederholende Bewegungen, um Ihre Muskeln richtig zu beanspruchen. Ihr kurzes Training kann früh am Morgen oder nach einem anstrengenden Tag stattfinden.
- Sorgen Sie für viel Freiraum um sich herum mit einem sauberen Teppichboden oder kaufen Sie sich eine Yogamatte für Bewegungen, bei denen Sie sich bücken oder hinlegen müssen.

Je geräumiger Ihre Umgebung ist, desto sicherer ist es, Ihr Training effektiv durchzuführen, ohne sich dabei zu verletzen.

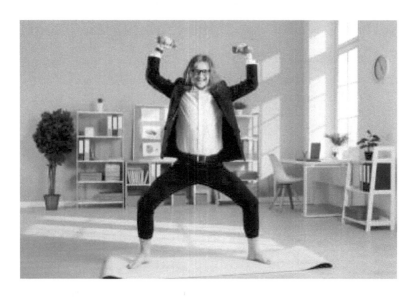

Ist Funktionelles Training das Richtige für Sie?

Entgegen der landläufigen Meinung ist ein für die breite Masse festgelegtes Fitnessprogramm nicht unbedingt für jede Person geeignet. Auch wenn die Allgemeinheit damit gut zurecht kommt, gehören Sie vielleicht nicht zu dieser Gruppe von Menschen, die sich bis auf die Knochen auspowern können.

Sie verwundert diese Feststellung? Keine Sorge, es gibt eine Erklärung dafür. Ja, es stimmt, dass ein funktionelles Training im Grunde alle allgemeinen Bewegungen abdecken und Ihre Ausdauer, Kraft und Beweglichkeit stärken soll, aber was ist mit den Menschen, die körperlich nur alltägliche Aufgaben bewältigen können und mehr nichts?

Krankheiten, Schwäche, Alter und Verletzungen können Sie daran hindern, mehr zu tun als das, wozu Sie bisher täglich in der Lage sind. Auch wenn Sie glauben, dass Sie zu mehr fähig wären, ist Ihr Körper es vielleicht nicht. Denken Sie immer daran, dass es keinen vernünftigen Grund gibt, an Grenzen zu gehen, die Sie nicht überschreiten sollten.

Im Allgemeinen kann funktionelles Training die Bedürfnisse der meisten Menschen abdecken. Ob Sie nun einen besseren Körperbau oder einen produktiveren Tag anstreben, funktionelles Training hilft Ihnen dabei.

Für Menschen mit körperlichen Einschränkungen und Behinderungen jedoch schadet es nicht, sich bewusst zu machen, wozu man **gerade nicht** in der Lage ist.

Wenn sich gesunde Menschen verletzen, ist das nur vorübergehend, es sei denn, die Folgen sind lebenslang. Eine Schramme oder ein blauer Fleck wird Sie nicht für ein paar Tage außer Gefecht setzen.

Gebrochene Knochen jedoch werden Sie für einen viel längeren Zeitraum und in einigen schweren Fällen für den Rest Ihres Lebens außer Gefecht setzen.

Wenn Sie Ihre körperlichen Funktionen wirklich verbessern wollen, gibt es keinen Grund, sich unvorsichtig zu bewegen und sich durch Übereifer in Gefahr zu begeben.

Andere momentane Hindernisse können Operationen, Schwangerschaften, Reisen oder Umzüge und andere einschneidende Ereignisse im Leben sein.

Es ist auch nicht immer möglich, jeden Tag zu trainieren, vor allem, wenn Sie noch andere Dinge auf Ihrer Agenda haben.

Machen Sie sich keine Sorgen, wenn Sie einen Tag ausfallen lassen, sondern steigen Sie einfach so schnell wie möglich wieder in die Routine ein. Je länger Sie warten, desto schwieriger wird es, zu Ihren früheren Leistungen zurückzukehren.

Je älter Sie werden, desto mehr schränken sich Ihren Möglichkeiten von ganz allein ein. Die Gesundheit der Knochen und neu aufgetretene Probleme müssen berücksichtigt werden, bevor Sie irgendeine Art von Training beginnen.

Manche Menschen werden mit dauerhaften Problemen geboren, die sie daran hindern, in bestimmten Positionen zu arbeiten. Es gibt viele Einschränkungen, die Menschen betreffen, die mit einem schwachen Knochenaufbau geboren wurden oder sonst irgendwie nicht in der Lage sind, sich über ein bestimmtes Maß hinaus zu bewegen. Auch Probleme mit der Atmung oder der Verdauung können Sie daran hindern, zu trainieren, da diese Bereiche direkt betroffen sind.

All das sind Gründe, die ein spezielles Trainingsprogramm für ein funktionelles Training erforderlich machen. Aber auch nur das. Generell kann jeder mit Hilfe der Funktionellen Fitness sportlich aktiv werden. Wenn auch auf die eigenen Bedürfnisse angepasst.

Kapitel 2

Vorteile des funktionellen Trainings

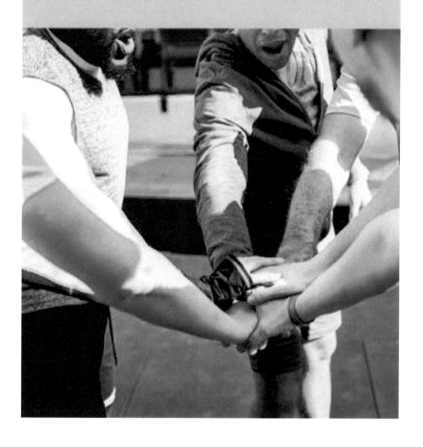

Kapitel 2
Vorteile der funktionellen Fitness

Funktionelles Training bietet zahlreiche Vorteile, die Sie leicht in Ihre tägliche Routine integrieren können. Um Sie davon zu überzeugen, dass funktionelles Training einen großen Einfluss auf Ihr Leben haben kann, finden Sie hier einige Vorteile, die Ihnen funktionelles Training bietet.

Leichtere Bewegung

Je mehr Sie üben, desto besser werden Sie in jeder Übungsbewegung. Erinnern Sie sich an die Zeit als Kleinkind, als Sie an den Möbel hochzogen, um laufen zu lernen? Natürlich nicht, denn Sie waren ja noch ein Kleinkind, aber es ist ein perfektes Beispiel für diesen Punkt.

Als Kleinkind sind Sie beim Laufen lernen immer wieder umgefallen, haben ein bisschen geweint und es dann immer wieder versucht, aufzustehen und zu laufen. Je öfter Sie das gemacht haben, desto besser konnten Sie es, weil sich Ihr Körper immer mehr an die Handlungen anpasste.

Der gleiche Vorgang findet statt, wenn Sie trainieren. Je öfter Sie die einzelnen Handlungen wiederholen, desto mehr gewöhnt sich Ihr Körper daran und desto leichter fällt es Ihnen, die Übungen auszuführen.

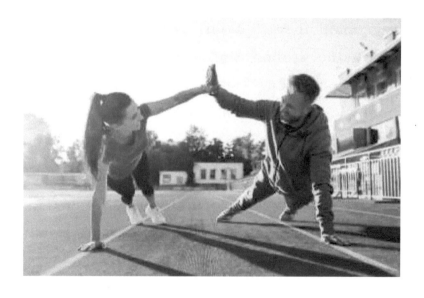

Wenn sich Ihr Körper erst einmal an diese Bewegungen gewöhnt hat, wird Ihnen das Laufen, Bücken, Springen und Heben viel leichter fallen.

Deshalb ist es so wichtig, funktionelles Training zu einem täglichen Bestandteil Ihrer Routine zu machen. Wenn Sie den Schwung des regelmäßigen Trainings verlieren, verlieren Sie auch die Stabilität und Konsistenz Ihrer Bewegungen, und Sie werden vielleicht sogar viel schneller schlapp und müde als früher.

Das Beste an der funktionellen Fitness ist, dass man überall damit anfangen kann. Es gibt keine großen Voraussetzungen, die Sie erfüllen müssen, keine Kurse, für die man monatliche Gebühren zahlen muss, sondern nur die eigenen, persönlich gesteckten Ziele. Und natürlich etwas Zeit.

Funktionelles Training in seiner einfachsten bis intensivsten Form wird immer ein Low-Impact-Training bleiben. Das bedeutet, dass Anfänger mit einem leichten Tempo beginnen können, ohne sich zu überanstrengen. Andererseits können diejenigen, die es bereits in ihren Zeitplan integriert haben, ihr Tempo leicht erhöhen, ohne ihre Komfortzone zu verlassen.

Sobald Sie das Muster Ihrer funktionellen Trainingsroutine verinnerlicht haben und eine klare Vorstellung davon haben, wozu Sie fähig sind, wird es keine einfachere Möglichkeit geben, sich fit zu halten.

Ein Bewegungstraining lässt sich am besten immer nach einem Plan ausführen. Ohne einen Plan für Ihre Bewegungen werden Sie bei allem, was Sie tun, ins Straucheln geraten.

Übung macht den Meister, und das gilt für alles. Je häufiger Sie etwas tun, desto mehr Fortschritte werden Sie machen, um das Beste aus sich herauszuholen.

Wenn Sie also jeden Tag mit schnellen und gleichmäßigen Bewegungen die beste Leistung erbringen wollen, ist funktionelles

Training die beste Lösung, um Ihren Körper maximal funktionsfähig zu halten.

Stärkeres Stütz- und Immunsystem

Auch wenn Sie es vielleicht nicht sofort merken, wird Ihr Körper durch das funktionelle Training von Tag zu Tag stärker. Und er wird widerstandsfähiger gegen Angriffe.

Wenn ich von Angriffen spreche, sind damit keine lebensbedrohlichen Ereignisse gemeint, sondern nur einfache Unfälle, die Ihren Körper schädigen können.

Kratzer und blaue Flecken haben weniger Auswirkungen auf Ihren Körper, wenn Sie täglich trainieren. Anstatt tagelang einen pochenden Bluterguss am Knie zu haben, tut es vielleicht ein paar Stunden lang weh und fühlt sich dann wie ein lästiges Jucken an.

Außerdem können Sie Ihre Muskeln mehr belasten, wenn Sie in Bewegung sind. Wenn das Laufen und Treppensteigen früher ein Problem war, kann das Training Ihnen helfen, diese Probleme zu beseitigen. Funktionelles Training ist die beste Art von Training, um Ihre täglichen, funktionellen Bewegungen zu verbessern, da genau das bei allen Übungen im Vordergrund steht.

Mit jedem Training spüren Sie zusätzlich einen Adrenalinschub in Ihren Adern, und das ist auch gut so. Adrenalin verleiht Ihnen zusätzliche Kraft und mehr Ausdauer. Wenn Sie es brauchen, wird Ihnen das Adrenalin schneller zur Verfügung gestellt, als wenn Sie nicht trainieren würden.

Mit dem Adrenalinaufbau geht auch der Aufbau von Ausdauer einher. Dadurch sind Sie in der Lage, längere Zeit zu trainieren und mehr zu tun, als Sie normalerweise tun könnten.

Wenn Sie vorher beim Heben von Gegenständen schnell müde wurden, werden

Sie nach einiger Zeit mit funktionellem Training mehr als nur leichte Gewichte heben können.

Jeder Tag wird viel einfacher zu bewältigen sein, wenn Ihr Körper stärker und stabiler ist. Sie werden sich dadurch auch energiegeladener und selbstbewusster fühlen. Funktionelles Training kann Ihnen also helfen, Ihre allgemeine Gesundheit im Alltag deutlich zu verbessern.

Funktionelles Training wird Ihnen weitere Türen öffnen. Sie können neue Sportarten oder Hobbys ausprobieren, bei denen Sie sich mit größerer Sicherheit bewegen können.

Mit einem neuen, fitteren Körper können Sie mehr tun, mehr Möglichkeiten entdecken. Ausdauer und Kraft kann man jedoch nicht über Nacht entwickeln.

Aber wenn Sie diese zusätzliche Kraft und Ausdauer erst einmal haben, wird sich Ihr Alltag grundlegend verändern. Der Weg zur Arbeit wird Ihnen weniger mühsam erscheinen. Abends zu laufen wird eher Spaß machen als lästig sein.

Sie werden mit funktioneller Fitness zwar nie mit den muskelbepackten Bodybuildern da draußen mithalten können, aber Sie können Ihr Potenzial bei vielen Ereignissen im Leben besser ausschöpfen. Sie werden viel mehr erreichen, wenn Sie den ganzen Tag über funktionell fit sind.

Besser aussehen und sich besser fühlen

Eine Sache, die jedem seit seiner Jugend beigebracht wird, ist, sich immer gut zu fühlen. Auch wenn Sie sich vielleicht nicht allzu sehr mit diesem Gedanken beschäftigen, so ist es doch eine lebensverändernde Einstellung, die einen Optimisten von einem Pessimisten deutlich unterscheiden kann.

Positiv über sich selbst zu denken, ist der Schlüssel zu einem glücklicheren Leben in jeder Lebenslage. Bevor Sie also jemand anderen akzeptieren, akzeptieren Sie erst einmal sich selbst so, wie Sie sind.

Wenn Sie negativ über sich denken, wird es Ihnen schwer fallen, andere Menschen positiv zu sehen. Negativität ist eine schreckliche Eigenschaft, aber leider ist sie weit verbreitet und ansteckender als Positivität.

Wenn Sie frühmorgens mit einem gebeugten Rücken und einem mürrischen Gesicht herumlaufen, ist es sehr wahrscheinlich, dass Sie anderen den Tag verderben, auch wenn das nicht Ihre Absicht ist.

Anstatt immer der Spielverderber zu sein, sollten Sie versuchen, im Mittelpunkt der Party zu stehen. Machen Sie sich selbst zu einem selbstbewussteren und glücklicheren Menschen, indem Sie an dem wichtigsten Ihres Lebens arbeiten: An sich selbst.

Funktionelles Training ist gar nicht so zeitaufwändig. Alles, was Sie tun müssen, ist am Tag 15 bis 30 Minuten Ihrer Zeit zu opfern.

Das Problem ist, dass sich die meisten Menschen irgendwann in ihrem Leben, meist wenn sie älter werden, dazu entschließen, ihrer Figur und ihr Aussehen als nebensächlich zu betrachten.

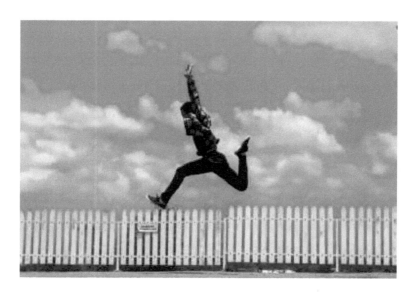

Bei manchen geschieht das schon früher. Meist sind es dann diejenigen, die von Natur aus nicht dem allgemeinen Schönheitsideal entsprechen, da sie schmal gebaut und unscheinbar einfach nicht mit denen mithalten können, die von Natur aus breite Schultern und einen athletischen Körperbau haben.

Statt sich schlecht und vom Leben vernachlässigt zu fühlen sollten Sie etwas dagegen tun. Funktionelles Training ist hier die ideale Basis. Die Schritte auf dem Weg dorthin sind zwar nicht klein, aber sie sind möglich und nicht schwer zu gehen.

Einige der großartigen Ergebnisse des funktionellen Trainings sind eine erhöhte Kraft in Ihren Gelenken und Gliedmaßen, eine größere Widerstandsfähigkeit gegen körperliche Einwirkungen und eine deutlich bessere und selbstbewusstere Körperhaltung.

Ein geraderer Rücken, ein beherztes Anheben des Kinns und starke Schultern sind das Ergebnis von ca. 15 Minuten funktionellem Training pro Tag. Ist das nicht etwas, für das es sich lohnt, zu arbeiten?

Kapitel 3
Funktionelles Training vs. andere Übungen

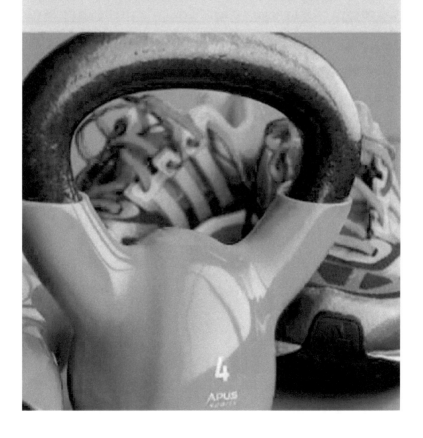

Kapitel 3
Funktionelles Training im Vergleich zu anderen Übungen

Einige Übungen zum funktionellen Training werden oft in andere Trainingspläne eingebaut, ohne dass dies bewusst geschieht. Obwohl das so ist, gibt es doch einen grundsätzlichen Unterschied zwischen funktionellem Training und anderen Übungen. Auch wenn die Grenze zwischen ihnen im Moment vielleicht nicht ganz klar ist, werden die folgenden Vergleiche zwischen funktionellem Training und anderen Übungen, mit denen Sie vielleicht schon vertraut sind, das verdeutlichen.

Funktionelles Training vs. Bodybuilding

Bodybuilding konzentriert sich weniger auf funktionelle Kraft und allgemeine Beweglichkeit. Stattdessen liegt der Schwerpunkt auf der Verbindung zwischen Geist und Muskeln und versucht so, einem idealen Muskelaufbau nahe zu kommen. Kein Zweifel, auch Bodybuilding und ähnliche Programme sind großartig für die allgemeine Fitness, aber sie erreichen nicht alles das, was funktionelles Training zu bieten hat.

Trotzdem gibt es geringe Ähnlichkeiten zwischen den beiden Trainingsarten. Beide tragen zu einer besseren, stärkeren und gesünderen körperlichen Erscheinung bei, auch wenn die eine es mehr als die andere übertreibt.

Ein fitter, ansprechender Körper ist das Ergebnis, aber das ist auch schon alles, was es an Gemeinsamkeiten gibt. Manchmal finden Sie vielleicht einige funktionelle

Trainingsübungen in einem Bodybuilding-Workout, Sie werden jedoch niemals Bodybuildingübungen in einem funktionellen Trainingsprogramm finden.

Funktionelles Training konzentriert sich weniger auf den Aufbau der Muskeln als vielmehr auf die Flexibilität und die höhere Standardstärke bei den Aufgaben, denen Sie Tag für Tag begegnen werden.

Wenn es um die tägliche Routine geht, ist das funktionelle Training die helfende Hand, die Sie bei der Bewältigung des Tagesablaufs festhält.

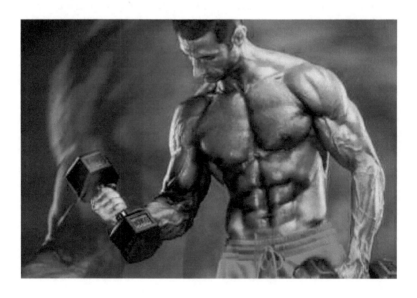

Als Bodybuilder ist es nicht Ihr Ziel, der körperlich fitte Durchschnittsbürger zu sein. Stattdessen ist es eher so, dass Sie das außergewöhnliche Model sein wollen, zu dem die Leute aufschauen und das sie anerkennend anstarren. Bodybuilder sind so gebaut, dass sie kräftig wirken, aber in Wahrheit sind sie gar nicht so stark.

Wenn Sie Ihre Muskeln im Sinne eines Bodybuilders trainierst, erhöhen Sie lediglich die Durchblutung und die Intensität Ihrer Muskeln. Einige Kernmuskeln in den Gliedmaßen werden komplett übersprungen und Sie sind daher nicht so stark, wie sie sein könnten und sollten.

Ein Bodybuilder hat zwar ein starkes Aussehen, verfügen jedoch in den meisten Fällen nicht über die Kraft, die seine Muskeln fälschlicherweise vorgeben.

Bodybuilder sind eher ziemlich empfindlich. Sie können mit geschwollenen Muskeln keine harten Belastungen verkraften und haben es in der Regel schwerer, sich aufgrund ihres höheren Gewichts unbeschwert zu bewegen.

Einen Trost habe ich für alle, die von deutlichen Muskeln träumen: Wenn Sie mit Hilfe eines funktionellen Trainings täglich mit dem Ziel trainieren, Ihre Leistung zu steigern, werden sich bei Ihnen auch kräftigere Muskeln zeigen.

In der Regel ist es besser, vor der Arbeit zu trainieren, denn wenn Sie Ihr Training in die Abendstunden verlegen, ermüden Sie schneller als sonst. Außerdem kann es zu starken Verspannungen und Schmerzen kommen, wenn Sie sich direkt nach dem Training zur Ruhe begeben.

Eine weitere Möglichkeit ist, die Trainings- einheiten über die Woche zu verteilen. An Arbeitstagen sollten Sie nur 15 Minuten trainieren und an Wochenenden oder Feiertagen 20-25 Minuten. Auf diese Weise ermüden Sie sich nicht, wenn Sie andere Dinge zu tun haben. Jedes System, das in Ihren Zeitplan passt, ist in Ordnung, solange

Sie das notwendige Minimum von 15 Minuten einhalten.

Wenn Sie starten, sollten Sie alle Übungen einfach halten. Starten Sie nicht mit schwierigen Übungen, die Ihre Muskeln strapazieren, bevor Sie sie auf größere Beanspruchungen vorbereitet sind.

Meiden Sie am Anfang ebenfalls Übungen mit Gewichten. Sie belasten Ihre Muskeln damit viel zu stark. Sobald Sie sich an das brennende Gefühl in den Muskeln durch einfacheren Übungen gewöhnt haben, können Sie kleine Gewichte von zwei oder drei Pfund verwenden. Fangen Sie nie mit großen Gewichten an, denn das ist ungesund, unrealistisch und unpraktisch.

Halten Sie beim Training immer etwas Wasser bereit und ziehen Sie Ihre Sportkleidung an. Achten Sie darauf, dass Sie beim Training immer ausreichend Flüssigkeit zu sich nehmen und achten Sie jederzeit auf Ihre Sicherheit.

Funktionelles Training vs. schweres Gewichtstraining

Schweres Training mit großen Gewichten kennt wohl jeder von uns. Wir alle haben schon zugesehen, wie Kraftprotze, egal on männlich oder weiblich, mit Leichtigkeit die schwersten Gewichte stemmen und uns damit beeindrucken. Das Training von Gewichtheber*innen und auch Bodybuilder*innen ist in der Tat eine außergewöhnliche Leistung. Aber wann werden Sie jemals so außergewöhnliche Gewichte in Ihrem Alltag heben müssen?

Funktionelles Training ist dem Gewichtheben und dem Bodybuilding in vielerlei Hinsicht sehr ähnlich. Auch Sie erhalten durch funktionelles Training den Körper und das Aussehen, das Sie sich wünschen.

Auch. Sie werden in der Lage sein, erstaunlich schwere Gewichte zu heben, was doch toll ist, oder?

Wie bereits erwähnt, wirkt sich funktionelles Training auf Ihr tägliches Leben aus, indem die Übungen Ihnen hilft, die täglichen Aufgaben deutlich leichter auszuführen. Nach und nach wird jede Aufgabe einfacher, je besser Sie Ihr Training umsetzen. Funktionelles Training erleichtert Ihnen im übertragenen Sinne die Lasten Ihres Alltags.

Gewichtheber können Gewichte leicht in die Höhe heben, aber nur, wenn sie sich in der richtigen Position befinden, über genügend Kraft verfügen und die richtige Ausrüstung benutzen.

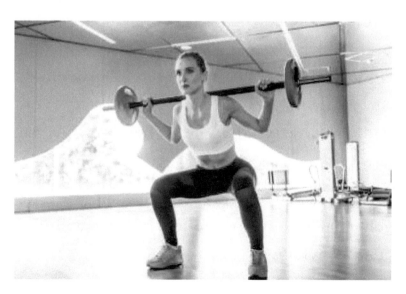

Diejenigen, die Gewichte heben, wissen natürlich, dass es Vorgehensweisen und Voraussetzungen gibt, die erfüllt werden müssen, wenn man Gewichte heben will. Wie stützt man sich ab, wie hält man die Hantelstange und welche Körperhaltung ist erforderlich, wenn man die Gewichte in der Luft hält. Das alles sind Dinge, auf die man sich beim Gewichtheben vorbereitet.

Man kann es sich auch einfacher sagen: Wenn man Gewichtheber ist, bereitet man sich auf den nächsten Wettkampf vor, um die nächste persönliche Bestleistung zu erreichen. Wenn Sie sich auf funktionelles Training konzentrieren, bereiten Sie sich eher auf eine bessere Gesundheit, Beweglichkeit und die Fähigkeit vor, tägliche Aktivitäten mit Leichtigkeit zu bewältigen.

Wenn es also um die praktischen Vorteile geht, hat das funktionelle Training deutlich mehr Gewicht.

Funktionelles Training zielt, wenn nicht auf alle, so doch auf die meisten der Muskeln ab, die Sie täglich benutzen. Durch die schrittweise Stärkung dieser Muskeln mittels einer Reihe von Übungen werden sie effizienter und leistungsfähiger.

Beim Gewichtheben konzentrieren Sie sich nur auf die Stärkung der Muskeln, die Ihnen helfen, die schweren Gewichte zu heben. Das ist in Ordnung, solange Sie nur diese Muskeln für das Heben schwerer Gewichte einsetzen wollen.

Allein trainieren oder Gruppentraining

Wenn Sie allein zu Hause trainieren, haben Sie den Luxus von Komfort und Abgeschiedenheit. Alles, was Sie tun, entspricht Ihren Bedürfnissen. Alles, was Sie tun müssen, ist, eine Umgebung zu schaffen, die für Fitness geeignet ist, und Sie sind auf dem besten Weg zu einem gesunden Lebensstil.

Die Gestaltung Ihrer neuen Person liegt in Ihrer Hand, was für niemanden außer Ihnen selbst eine Belastung darstellt.

Wie sieht es aus, wenn Sie in einer Gruppe arbeiten? In einer Gruppe haben Sie einen Kursleiter, der ein großer Vorteil ist, da er weiß, was er tut und lehrt. Wenn Sie mit einem professionellen Trainer arbeiten, ist die Motivation größer, das Training für ein besseres Aussehen und einen gesünderen Körper durchzuhalten. Die Menschen um Sie herum könnten Freunde oder zumindest Bekannte sein, die dasselbe Ziel wie Sie erreichen wollen, wodurch ein freundliches Umfeld entsteht.

Die Umgebung selbst ist sorgfältig auf die Bedürfnisse eines Workouts abgestimmt. Sie haben also den richtigen Raum, die richtigen Kollegen und den richtigen Trainer. Soweit klingt das gut.

Aber jetzt kommt der Haken an der Sache. Wenn Sie in einer Gruppe trainieren, ist der Fortschritt im Training nicht an Ihre persönlich Bedürfnisse angepasst, sondern allgemein gehalten, damit er dem Durchschnitt der Gruppe entspricht. Ihr persönlicher Fortschritt ist vielleicht nicht der des Durchschnitts und Sie haben vielleicht Schwierigkeiten, mit der Menge Schritt zu halten. Besonders, wenn Sie eine Einschränkung oder eine Krankheit haben, die Sie daran hindert, bestimmte Übungen auszuführen, können Sie auch nicht Teil der Gruppe sein.

Wenn Sie allein trainieren, dürfen Sie das Training an Ihre eigenen Bedürfnisse anpassen und sich an Ihr eigenes Tempo halten, anstatt sich an das Tempo der anderen und eines Trainers zu halten, der bereits topfit ist. Denken Sie also immer daran, was Sie von Ihrem Training erwarten, um zu entscheiden, was für Sie das Beste ist und denken Sie daran, dass funktionelles Training eine Lösung für Sie ganz persönlich ist.

Kapitel 4

Häufige Fehler beim funktionellen Training

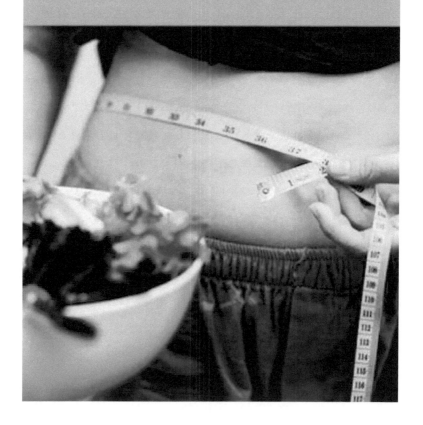

Kapitel 4
Häufige Fehler beim funktionellen Training

Funktionelles Training ist eine großartige Methode, um sich in Form zu bringen - vorausgesetzt, man macht es richtig. Wenn Sie nicht genau wissen wie es funktioniert, lässt sich das am einfachsten so formulieren: Sie werden falsch trainieren.

Zum Glück aber haben Sie sich für dieses Buch entschieden und ich werde Ihnen all das Wissen vermitteln, das für einen großartigen Erfolg nötig ist.

Es sind immer wieder die gleichen Fehler, die auftreten, wenn Sie anfangen allein zu trainieren, oder sogar, wenn sie sich doch dafür entscheiden, in einer Gruppe zu trainieren.

Deshalb möchte ich Ihnen hier genau zeigen, wie Sie richtig starten sollten. Bevor Sie also mit Ihren Trainingsroutinen beginnen, besprechen wir hier die wichtigsten Dinge.

Nur eine alltägliche Routine

Ein Fehler, den viele Menschen machen, ist, jeden Tag das gleiche Training immer und immer wieder zu wiederholen. Wenn Sie das tun, werden Sie nie die idealen Muskeln, die Spannkraft und den Körper, den Sie sich wünschen, aufbauen können.

Eines ist klar: Mit der Zeit fallen Ihnen Ihre Trainingseinheiten, die Sie täglich wiederholen, immer leichter und Sie werden die größere Kraft in Ihren Gliedern spüren, während Sie trainieren. Aber Sie werden sehen, wie schnell Ihre Kräfte nachlassen, wenn Sie die Art Ihrer Trainingseinheiten verändern.

Ihr Körper besteht aus vielen Gliedern, Muskeln, Knochen und Gelenken. Wenn Sie nicht alle Bereiche Ihres Körpers gleichermaßen beanspruchen, kommt es zu einem

Ungleichgewicht beim Aufbau Ihrer Kraft und Ausdauer, was Ihre Erfolge zunichtemacht.

Jedes gute Training besteht aus mehreren Aktionen, die auf bestimmte Muskeln in Ihrem Körper abzielen. Wenn Sie die vier Hauptkomponenten der Fitness (die wir später noch besprechen werden) miteinander kombinieren, erreichen Sie das richtige Gleichgewicht zwischen allem, was Ihr Körper braucht.

Leider ist das nicht so einfach wie das Zusammensetzen eines Puzzles. Es ist eher so, dass man erst mehrere kleineren Puzzles zusammensetzen muss, um dann ein größeres Puzzle zu erhalten. Sobald ein Teil fertig ist, geht man zum nächsten über. Dies ist ein zeitlicher Prozess, der nicht in einem einzigen Training bewältigt werden kann.

Wenn also ein Training den Schwerpunkt auf Ausdauer und vielleicht Muskelaufbau legt, kann ein anderes Training, das Sie im Laufe der Woche absolvieren, mehr auf HIIT und

Stretching ausgerichtet sein. Wechseln Sie Ihre Übungen immer wieder ab, anstatt jeden Tag die gleiche Übung zu machen. Gehen Sie es langsam an und ändern Sie Ihre Routine nur, wenn Sie wissen, dass Sie größere Bewegungen und Herausforderungen bewältigen können.

Wenn Sie Ihr tägliches Training ständig wechseln, kommen Sie schneller voran und verteilen die aufkommende Kraft auf alle Teile Ihres Körpers. Wenn Sie nur eine Art von Übung machen, werden Sie ermüden und Ihren Körper nicht so entwickeln, wie Sie es sich wünschen.

Lieben Sie, was Sie tun

Manche Menschen trainieren, weil sie meinen, sie müssten es, weil sie keine andere Wahl haben ihre Ziele zu erreichen. Niemand kann Ihre Situation so gut einschätzen wie Sie selbst, aber das ist die falsche Einstellung. Sie sollten Ihr Training nie mit

Ressentiments angehen. Gehen Sie immer mit Optimismus und Zuversicht an Ihr Training heran.

Wenn Sie trainieren wollen, dann tun Sie es für sich selbst, nicht für die Zufriedenheit anderer. Wenn Sie das Gefühl haben, dass Sie unter Druck gesetzt werden, zu trainieren, dann werden Sie mit den Ergebnissen nie zufrieden sein, selbst wenn Sie Ihr Ziel erreichen.

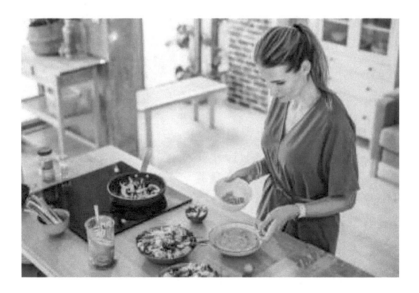

Man muss Spaß an etwas haben, um etwas zu erreichen. Wenn Sie nicht gerne kochen, werden Sie nie ein Gericht genießen, selbst wenn Sie das Rezept beherrschen. Der Sieg ist immer süßer, wenn man Zucker und nicht Salz hat.

Fangen Sie an zu trainieren, wenn Sie sich dabei wohl fühlen. Starten Sie mit Übungen, bei denen Sie sich sicher sind, dass Sie das Zeug dazu haben um die nötige Veränderung zu erreichen. Wenn Sie die Kritik, den Vergleich oder das Urteil anderer nicht mögen, dann gehen Sie nicht ins Fitnessstudio und meiden Sie Gruppentraining. Sie müssen sich nicht in einer Menschenmenge befinden, um die Motivation zu bekommen, die Sie brauchen, um mit dem funktionellen Training zu beginnen.

Ihre gesamte Motivation sollte positiv sein, nicht negativ. Wenn Sie positiv motiviert sind, bedeutet das, dass Sie sich auf die Leistung freuen, die Sie erreichen werden.

Wenn Sie negativ motiviert sind, bedeutet das, dass Sie sich von den Folgen des Nichthandelns leiten lassen. Haben Sie keine

Angst davor, was die Leute sagen und tun werden, wenn Sie nicht trainieren, sondern denken Sie an all die positiven Reaktionen, die Sie erhalten werden, wenn Sie es durchhalten.

Denken Sie daran, wie glücklich Sie sein werden, wenn Sie endlich Ihr Ziel erreicht haben. Bleiben Sie positiv und Sie werden sich nicht nur gut fühlen, sondern bald auch gut aussehen.

Diäten

Ein weiterer häufiger Fehler, den Menschen am Anfang machen, ist der, dass sie glauben, sie müssten eine Diät machen! Ganz gleich, was Wissenschaft und TV-Gesundheitssendungen Ihnen weismachen wollen, Diäten sind nicht die perfekte Lösung für Gewichtsprobleme. Heutzutage erkennen die Menschen immer mehr, dass Diäten sie viel zu sehr einschränken.

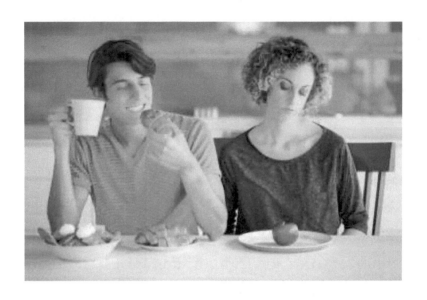

Wenn man eine Diät beginnt, arbeitet man entweder mit Ausschluss oder mit Einschränkung. Das sollte nie der Fall sein. Essen Sie so viel, wie Sie sich erlauben können. Sorgen Sie für ein Gleichgewicht von allem, was essbar ist. Nichts sollte Sie davon abhalten, zu essen, was Sie möchten.

Achten Sie nur darauf, dass Sie ausgewogen essen. Der größte Teil Ihrer normalen Ernährung sollte aus gesunden, herzhaften Lebensmitteln bestehen, und die kleinen Naschereien, nach denen sich Ihre Seele sehnt, können Sie hin und wieder stillen. Es ist kein Problem, sich nach einer gewissen Zeit eine Leckerei zu gönnen. Behalten Sie die Kontrolle darüber, wie viel Junk-Food Sie zu sich nehmen, und achten Sie darauf, dass das Gute immer das Schlechte überwiegt.

Training macht eine Diät nicht zur Pflicht. Im Gegenteil, es bedeutet, dass Sie sich häufiger mit Energie versorgen müssen. Wenn Sie anfangen zu trainieren, werden Sie mehr Verlangen nach Essen haben, und dieses Verlangen werden Sie stillen wollen. Wenn Sie das nicht tun, werden Sie mürrisch und hungrig, und Ihre Einstellung zum Training wird nicht sehr positiv sein.

Laufen ohne Ziele

Es gibt kein Rennen zu gewinnen, wenn es keine Ziellinie gibt. Bevor Sie ein Projekt in Angriff nehmen, müssen Sie immer Ihre Ziele festlegen.

In unserem Fall handelt es sich bei dem Projekt um Sie selbst, und Sie müssen sich Ziele setzen, die Sie erreichen wollen. Wollen Sie endlich einen knackigen Sixpack haben?

Streben Sie ein fitteres, stärkeres Ich an?

Legen Sie Ihr Ziel fest und machen Sie es sich klar, sonst könnten Sie genauso gut mit dem Kopf voran in den Nebel rennen.

Sobald Sie glauben, dass Sie ein Ziel haben, legen Sie die einzelnen Schritte fest, die Sie dorthin führen. Sie können nicht einfach hoffen, dass Sie den Sprung von der Startlinie zur Ziellinie in einem Satz schaffen.

Baue Sie Brücken und überqueren Sie Stein für Stein. Das ist ein zeitaufwändiger Prozess, aber er wird Ihnen den gewünschten Erfolg garantieren. Es ist besser, sich in einem angemessenen Tempo voran zuarbeiten, als zu scheitern und den ganzen Prozess neu beginnen zu müssen.

Versuchen Sie zunächst, Gewicht zu verlieren. Setzen Sie sich dabei ein Ziel, das Sie auch wirklich erreichen können. Wollen Sie 10 kg abnehmen, begnügen Sie sich erst einmal mit 5kg. Wenn Sie dieses Ziel erreicht haben, werden Sie sich daran gewöhnt haben, dass auch funktionelles Training anstrangend ist und ein gewisses Opfer von Ihnen verlangt.

Außerdem werden Sie ein besseres Verständnis dafür haben, wie viel Sie tatsächlich schaffen können und welche Grenze Sie körperlich nicht überschreiten sollten.

Sobald Sie eine genauere Vorstellung davon haben, können Sie anfangen, hart auf das endgültige Ziel hinzuarbeiten.

All dies wird eine gewisse Zeit in Anspruch nehmen, also geben Sie nicht auf, wenn sich die Ergebnisse nach Wochen oder vielleicht sogar einem Monat noch nicht zeigen. Die

Ergebnisse werden bald kommen, und wenn sie da sind, hat sich die ganze Zeit und Mühe gelohnt.

Kapitel 5
Komponente eins des funktionellen Trainings: Kraft

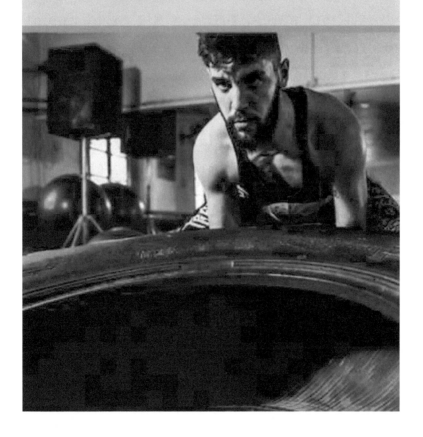

Kapitel 5
Komponente eins des funktionellen Trainings: Kraft

Wenn Sie in Verbindung mit Menschen das Wort Kraft hören, bringen Sie es bestimmt sofort mit dem Wort Stärke in Verbindung. Denn jemand, der viel Kraft hat muss ja folglich auch stark sein.

Wenn es jedoch um das Thema „Training" geht, ist das allerdings nicht der Fall. Kraft und Stärke sind hier zwei verschiedene Aspekte des Trainings, die jeweils auf unterschiedliche Körperteile abzielen und diese beeinflussen.

Was ist Kraft?

Der Begriff „Kraft" bezieht sich auf eine physikalische Größe, die in der Lage ist, eine

Beschleunigung zu erzielen, also einen Körper oder Gegenstand innerhalb einer bestimmten Zeit von a nach b zu bringen.

Wenn Sie also eine Handlung mit hoher Geschwindigkeit und Geläufigkeit ausführen, wie z. B. Springen und Laufen, gelingt Ihnen das nur mit Kraft.

Wenn man sagt, dass jemand kraftvoll ist, bezieht sich das auf die Geschwindigkeit, die er braucht, um etwas zu tun. Um diesen Punkt zu verdeutlichen, betrachten Sie das folgende Beispiel:

Wenn Sie in der Lage sind, 50 Liegestütze am Stück zu machen, gelten Sie aufgrund dieser Fähigkeit als stark, denn Sie sind in der Lage, durch Ihre Muskelkraft und Fitness eine besondere Herausforderung zu bewältigen

Auch wenn Sie 50 Liegestütze in zwei Minuten schaffen, gelten Sie aus den gleichen Gründen als stark.

Wenn aber jemand neben Ihnen 50 Liegestütze in der Hälfte der Zeit schafft, gilt der stärker als Sie. Denn er bewältigt eine größere Herausforderung.

Das Gleiche gilt auch für sportliche Wettkämpfe. Wenn Sie und eine andere Person beim Schwimmen 5 Runden am Stück schaffen, sind Sie beide gleich stark. Aber wenn die Person, die neben Ihnen schwimmt, die 5 Runden in sieben Minuten schafft, während Sie es in zehn schaffen, ist die andere Person stärker als Sie.

Sie können also die gleiche Kraft haben wie ein anderer, müssen aber trotzdem nicht zwangsläufig gleich stark sein. Die gleiche Kraft wie ein anderer zu haben, ist nicht allzu schwer zu erreichen, wie Sie vielleicht merken. Wenn es darum geht die gleiche Stärke zu erbringen, wird es deutlich schwieriger jemanden zu finden, der genau auf dem gleichen Niveau ist wie Sie.

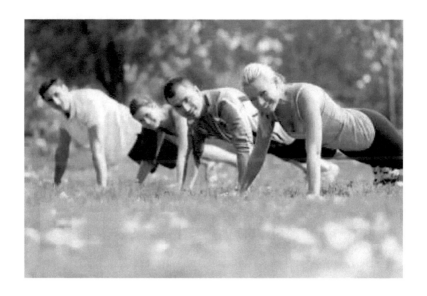

Verstehen Sie mich nicht falsch, denn Kraft und Stärke hängen beide zusammen. Stärke ist eine Kombination aus Geschwindigkeit und der Kraft, die Sie haben, um etwas zu tun. Ohne ausreichende Kraft können Sie keine Leistung erbringen.

Sie werden auch feststellen, dass Sie im Laufe der Zeit Ihre Kraft schneller verlieren als Ihre Stärke. Das liegt daran, dass sich Ihr Körper im Laufe der Zeit an die Kraft gewöhnt, die er hat. Da sich aber die ursprüngliche Form Ihres Körpers im Laufe der Jahre verschlechtert, reagieren Ihre Gelenke und Muskeln nicht mehr so schnell wie früher.

Kraft ist viel schwieriger aufrechtzuerhalten als Ihr Kraftniveau. Die gebräuchlichste Methode, Ihre Kraft zu steigern, besteht darin, schwerere Gewichte in Ihr Training einzubauen, damit Sie Ihre Aktionen mit größerem Widerstand ausführen können.

Um noch besser zu verstehen, warum Sie Ihr Leistungsniveau aufrechterhalten müssen, denken Sie an all die Situationen, in denen Sie schneller sein und mehr Tempo haben müssen.

Kraft in Ihrem täglichen Leben

Sie können mehr Kraft entwickeln, um Ihre Stärke und Geschwindigkeit zu verbessern. Bei allen Dingen, die Sie tun, ist ein gewisses Maß an Kraft und Geschicklichkeit erforderlich. Das Bewegen von Gegenständen in Ihrem Haus erfordert manchmal ein besonderes Maß an Kraft, die Sie im Alltag vielleicht nicht brauchen.

Beim Putzen, Fegen und Staubwischen zum Beispiel müssen Sie Ihren Arm ständig hin- und herbewegen. Sie können diese Kraft kontinuierlich aufbringen, aber haben Sie auch die Kraft, es schnell genug zu tun?

Mit mehr Kraft können Sie wertvolle Zeit sparen. Wie das?

Denken Sie an die vielen die Dinge, die Sie an einem Tag erledigen müssen. Natürlich gibt es Situationen, die Zeit kosten ohne dass Sie einen Einfluss darauf haben. So z. B. das Warten im Stau, das Warten auf den Aufzug und das Ausharren in der Schlange im Café während der Stoßzeit.

Aber während des Tages gibt es viele Dinge, die Sie kontrollieren können, wie zum Beispiel das Treppensteigen, das Gehen oder sogar das morgendliche Fertigmachen.

Wenn Sie die Handlungen, die Sie jeden Tag selbst beeinflussen können, verkürzen könnten, haben Sie mehr Zeit und Energie für die Dinge, die Sie nicht selbst kontrollieren können.

Mit mehr Zeit werden Sie auch mehr Ausdauer für den Rest des Tages haben. Manche Menschen sind nach ihrer täglichen Morgenroutine wie gerädert. Wenn das auch auf Sie zutrifft, haben Sie keine Chance, den Tag mit einem positiven Energielevel zu überstehen.

Sie brauchen den ganzen Tag über Energie. Man muss kein Kraftmensch sein, um Kraft zu haben. Jeder normale Mensch kann seine Kraft steigern, um eine bessere und effizientere Version von sich selbst zu werden. Durch einfaches progressives Training können Sie Ihre ganz persönlichen Leistung deutlich verbessern.

Power Moves

Ein Hinweis: Bei den meisten Übungen sind bereits alle vier Komponenten der funktionellen Fitness in die Übung integriert. Die folgenden Übungen sind Beispiele dafür, dass Sie in allen Bereichen, einschließlich der Kraft, davon profitieren können, wobei die Gründe dafür näher erläutert werden.

1. Kniebeugen

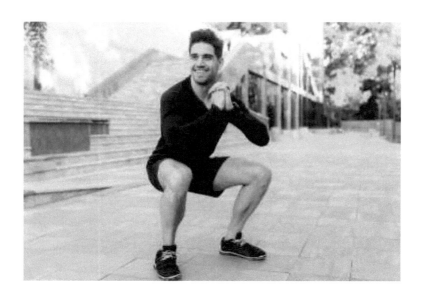

Kniebeugen sind hervorragend geeignet, um Ihre Rumpf- und Beinkraft zu verbessern. Sie geben Ihnen die Kraft, ohne Probleme Arbeiten in der Hocken oder beim Beugen auszuführen. Mit dieser Übung können Sie Probleme mit Ihren Knien, denn die Knie sind einer der Bereiche, die am schnellsten verschleißen. Nicht ohne Grund nehmen Knieprothesen Operationen immer mehr zu.

2. Kurzhantel-Curl

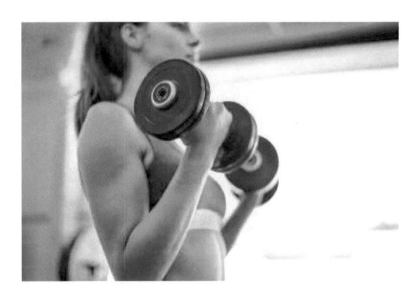

Diese Bewegung ist bei weitem die einfachste, die Sie in Ihr Training einbauen können. Nehmen Sie eine Kurzhantel in jede Hand und beugen Sie Ihre Arme in einem gleichmäßigen Tempo. So können Sie Ihre allgemeine Armkraft verbessern. Sollten Sie keine Kurzhanteln haben, reichen auch gefüllte Wasserflaschen.

Auf diese Weise werden Ihre Arme beim Heben größerer Gegenstände nicht mehr so stark belastet. Der Kurzhantel-Curl kann schwieriger gestaltet werden, indem Sie die Positionen länger halten, neben der Bewegung Kniebeugen einführen oder die Hanteln über den Kopf heben und dann fallen lassen, bevor Sie die Arme beugen. Natürlich sollten Sie all diese Übungen erst ausführen, wenn Sie sich an die normalen Kurzhantelbeugen gewöhnt haben.

3. Plyo-Lateral-Lunge - Seitlicher Ausfallschritt

Statt des üblichen Ausfallschritts nach vorn, führen Sie Ihre Ausfallschritte zur Seite aus. Stellen Sie sich gerade hin, die Arme nach unten, und bewegen Sie das linke Bein nach links außen. Strecken Sie das linke Bein aus, so dass es gerade ist, während das rechte Bein angewinkelt ist, und gehen Sie so weit herunter, wie Sie es bequem können.

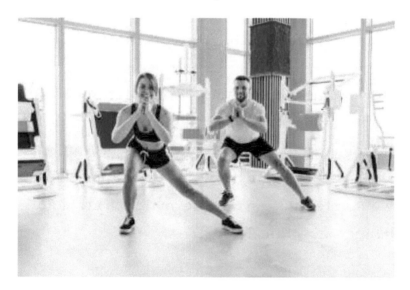

Dies hilft Ihren Beinen, sich an die seitliche Bewegung und die Belastung des

Oberkörpers anzupassen. Das kann Ihnen dabei helfen, Ihr Bein zu strecken und zu beugen. Wenn Sie sich mit dieser Bewegung wohl fühlen, können Sie Gewichte oder Widerstandsbänder unter Ihr gestrecktes Bein legen. Dies hilft dem Aufbau von Kraft in den Beinen.

4. Burpee – Liegestützsprung

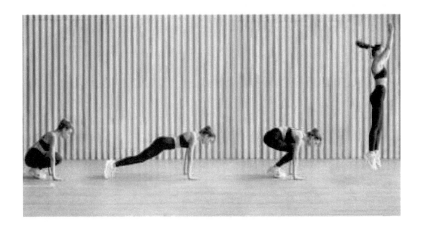

Diese Bewegung ist sowohl klassisch als auch funktionell. Ihr gesamter Körper ist an die allgemeine Belastung gewöhnt, von der

Hocke über die Beugung bis hin zum Sprung, alles in einer einzigen fließenden Bewegung.

Gehen Sie zunächst mit zur Brust gebeugten Knien in die Hocke und strecken Sie sie dann aus, so dass Sie sich in einer Liegestütz-Position befinden. Bringen Sie danach die Beine wieder zur Brust und springen Sie nach oben. Sobald Sie flach auf den Füßen landen, wiederholen Sie diesen Zyklus.

Um die Übung etwas anspruchsvoller zu gestalten, ziehen Sie die Knie beim Springen bis zur Brust hoch. Auf diese Weise haben Ihre Sprünge einen stärkeren Schwung.

Kapitel 6

Komponente zwei des funktionellen Trainings: Stärke

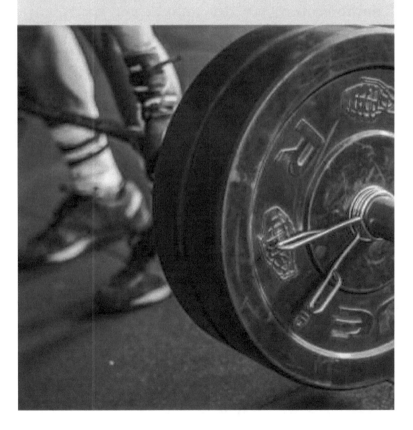

Kapitel 6
Komponente zwei des funktionellen Trainings: Stärke

Die nächste Komponente auf der Liste der Komponenten ist die mächtige Kraft, die Stärke. Die meisten Menschen legen ihr Augenmerk auf die Kraft, obwohl sie nicht das Einzige ist, was Sie zu einem stärkeren Menschen insgesamt macht. Stärke ist das Fundament, das stabil und zuverlässig sein muss, damit Sie darauf aufbauen können.

Was ist Stärke?

Im vorangegangenen Kapitel wurde der Begriff "Stärke" schon oft erwähnt, aber nie richtig definiert. Wenn es um Fitness geht, ist Stärke definiert als das Ausüben von Kraft gegen eine Art von Widerstand.

Jeder Mensch hat sein eigenes Maß an Stärke. Wenn Sie in Ihrem täglichen Leben auf alles achten, was Sie tun, werden Sie feststellen, dass Sie in vielen Fällen Kraft anwenden und auf diese Weise Stärke zeigen.

Sie werden auch feststellen, dass nicht alle Kraftaufwendungen gleich stark sind. Es gibt verschiedene Arten von Kraft, die Sie jeden Tag anwenden, nämlich:

1. Maximale Kraft

Das ist die größte Menge an Kraft, die Sie auf einmal aufbringen können. Hier wenden Sie daher auch das Maximum an Stärke auf.

Wenn Sie z.B. beim Einkaufen schwere Getränkekisten in Ihren Einkaufswagen heben, wenden Sie in der Regel ein Höchstmaß an Kraft auf.

2. Elastische Kraft.

Elastische Kraft bedarf einer etwas ausführlicheren Erklärung. Stellen Sie sich ein Gummiband vor und wie schnell es reagiert, wenn Sie es nach dem Spannen loslassen. Es reagiert schnell und extrem hart. Auf ähnliche Art können auch Ihre Muskeln reagieren. Elastische Stärke bedeutet, dass Sie in der Lage sind, auf Widerstand mit einer schnellen oder elastischen Kontraktion zu reagieren.

3. Kraftausdauer.

Dies ist die Fähigkeit, eine Handlung immer wieder mit der gleichen Beständigkeit zu wiederholen. Denken Sie an einen Läufer, der immer wieder ein Bein vor das andere setzt um so sein Ziel zu erreichen Hier ist es erforderlich, dass die Laufbewegung mit der gleichen Geschwindigkeit und Kraft wie beim vorangehenden Mal ausgeführt wird.

Das ist der Punkt, an dem Sie ihre Kraftausdauer bemerken werden.

Für alle diese Kraftarten gibt es spezielle Übungen, die dazu beitragen, die Ausdauer in diesen Bereichen zu verbessern. Ohne diese Stärken gäbe es vieles, was Sie sonst nicht tun könnten. Achten Sie beim Training darauf, alle 3 Kraftarten gleichmäßig trainieren, sonst vernachlässigen Sie vielleicht das optimale Training für Ihre elastische Kraft.

Beim gesamten Krafttraining konzentriert man sich auf die Muskeln, die direkt mit den Knochen verbunden sind. Dies sind die Muskeln, die direkt mit Ihren Bewegungen zusammenarbeiten und daher einen größeren Einfluss darauf haben, wie stark das Ergebnis Ihrer Bewegung ist.

Krafttraining steht oft an erster Stelle auf jeder Trainingsliste, da es die Grundlage aller körperlichen Fähigkeiten ist. Wenn Sie über eine solide Basis verfügen, können Sie zu anderen Schwerpunktübungen übergehen, bei denen andere Ziele im Mittelpunkt stehen, die es zu erreichen gilt.

Wenn das Krafttraining nicht Ihr primäres Ziel ist, werden Sie Probleme mit anderen Übungen bekommen, die sich auf andere funktionelle Aspekte konzentrieren.

Stärke im täglichen Leben

Um stark zu sein, muss man nicht ins Fitnessstudio gehen. Stärke gilt für alle Aspekte unseres Lebens. Sie können emotional stark sein, geistig stark, sozial stark und vieles mehr. In unserem Fall konzentrierst wir uns auf Ihre körperliche Stärke. Körperliche Stärke kommt bei jeder Bewegung zum Einsatz, die Sie machen. Wenn Sie gehen, laufen, springen, heben und schieben, setzen Sie Ihre Kraft ein.

Wenn Sie große Kisten heben, setzen Sie Ihre **maximale Kraft** ein. Danach müssen Sie Ihre **Kraft beibehalten**, um die Kiste dorthin zu tragen, wo sie hin soll. Wenn Sie diese

Aktion immer wieder durchführen, müssen Sie Ihre **Kraftausdauer** einsetzen, um der ständigen Belastung durch die zusätzlichen Gewichte standzuhalten.

Wenn Ihnen beispielsweise die Kiste beim Gehen aus den Händen rutscht, setzen Sie Ihre **elastische Kraft** ein, um Ihren Griff zu stabilisieren. Sobald die Kiste ins Rutschen gerät, sorgen Ihre Reaktionszeit und Ihre elastische Kraft dafür, dass Sie die Kiste nicht fallen lassen.

Alle Ihre Stärken arbeiten jeden Tag zusammen, um sicherzustellen, dass Sie immer bereit sind, die Last des Tages zu tragen.

Zu beachten ist auch, dass nicht alle Kräfte mit Gewichten trainiert werden, sondern hauptsächlich mit Widerstand. Pausen zwischen den Übungen und die intensive Wiederholung von Aktionen sind eine gute Möglichkeit, Ihre Leistung zu steigern.

Core-Workouts und komplexe Trainingseinheiten mit größerer Abwechslung decken alle Muskeln ab, die Sie beim Workout anspannen müssen.

Ein Krafttraining sollten zu Beginn niemals intensiv sein. Es sollte ein einfaches Training auf niedrigem Niveau mit minimaler Abwechslung sein. Ihr Körper muss sich an die neue Belastung gewöhnen, die das Training auf Sie ausübt. Wenn Sie neu anfangen, müssen Sie aufgrund der starken Belastung vielleicht für 1 oder 2 Tage eine Pause einlegen.

Kraftübungen

Kraftübungen sollten immer den gesamten Körper ansprechen. Da Kraft die Grundlage für alle Ihre körperlichen Aktivitäten sein muss, ist es besser, wenn Sie alle Körperteile auf einmal trainieren und einsatzbereit machen.

Bei den meisten kraftbetonten Übungen wird der Einsatz von Gewichten empfohlen. Wenn es also darum geht, ein intensives Kraftrainingsprogramm zu erstellen, sind Gewichte, Widerstandsbänder und Yogabälle der Schlüssel, um den richtigen Weg zu finden, der Sie an Ihre Grenzen bringt.

1. Einbeinige Brücke

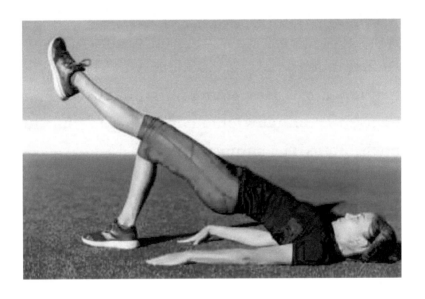

Bei dieser Übung stärken Sie Ihre Gesäßmuskulatur, die Oberschenkelrückseite und den unteren Rücken. Legen Sie sich dazu auf den Rücken und stützen Sie ein Bein in einem 45-Grad-Winkel mit dem flachen Fuß ab. Dann strecken Sie das andere Bein gerade aus und heben Ihr Gesäß an, bis Ihr Körper eine gerade Linie bildet. Diese Bewegung sollte als Pump ausgeführt werden, damit Sie mit jeder Wiederholung mehr Kraft entwickeln.

Diese Übung trägt dazu bei, die Körpermitte mit den Beinen zu koordinieren, um Belastungen und Druck standzuhalten. Sie können diese Bewegung mit einem Crunch oder mit Beingewichten ausführen, um sie noch intensiver zu machen.

2. Einbeinige Kniebeuge

Bei dieser Kniebeuge machen Sie es sich selbst schwerer, indem Sie mehr Belastung und Widerstand erzeugen. Für diese Übung brauchen Sie keine Gewichte, sondern einen Stuhl. Stellen Sie den Stuhl oder etwas Ähnliches hinter sich und stellen Sie Ihren Fuß darauf, so dass ein Bein angewinkelt und das andere gerade ist. Treten Sie dann nach vorne und gehen Sie mit dem Bein, das nicht auf dem Stuhl steht, in die Hocke.

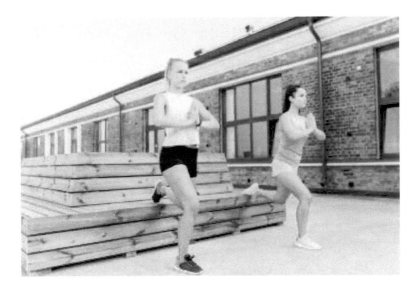

Machen Sie das Gleiche auch mit dem anderen Bein, indem Sie beide Beine nacheinander abwechseln, bis Sie beim Training ein intensives Brennen spüren.

Das bedeutet, dass das Training funktioniert und Sie eine größere Beinkraft entwickeln.

5. Gesäßbrücke

Bei dieser Übung legen Sie sich auf den Rücken und stellen Ihre Beine rechtwinklig an. Danach heben Sie Ihr Gesäß soweit hoch, bis Ihr Rücken eine gerade Linie bildet. Wiederholen Sie diese Bewegung, indem Sie das Gesäß mehrfach heben und senken. Das stärkt Ihre gesamte Körpermitte.

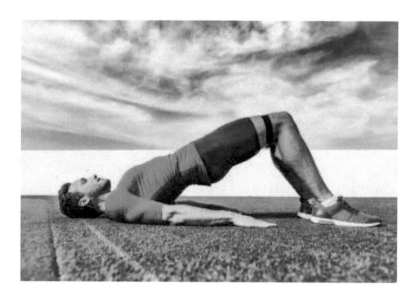

Bei dieser Übung legen Sie sich auf den Rücken und stellen Ihre Beine rechtwinklig an. Danach heben Sie Ihr Gesäß soweit hoch, bis Ihr Rücken eine gerade Linie bildet. Wiederholen Sie diese Bewegung, indem Sie das Gesäß mehrfach heben und senken. Das stärkt Ihre gesamte Körpermitte.

4. Gebogen Knie Wade Anheben

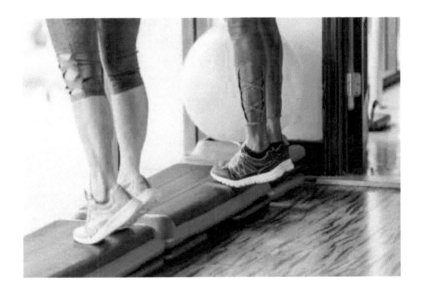

Für dieses Workout brauchen Sie einen Kasten oder eine Treppenstufe um etwas erhöht zu stehen. Wichtig ist, dass Ihre Ferse nicht den Boden berührt. Heben Sie dann Ihren Körper nach oben, indem Sie Ihre Ferse nach oben drücken.

Konzentrieren Sie sich auf die konzentrische und exzentrische Bewegung Ihrer Waden, während Sie 15-20 Wiederholungen machen.

Um eine größere Wirkung zu erzielen können Sie mit hängenden Armen zusätzlich Gewichte halten.

Kapitel 7
Komponente drei der funktionellen Fitness: Bewegungsumfang

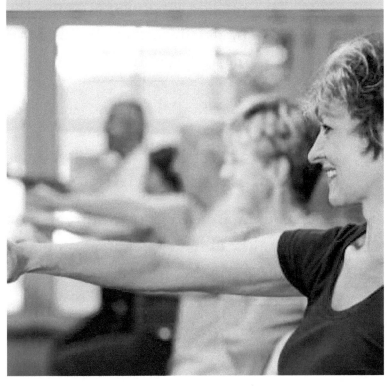

Kapitel 7
Komponente drei des funktionellen Trainings: Bewegungsumfang

Der nächste Punkt auf der Liste der Faktoren, die zu Ihrem funktionellen Fitnesstraining beitragen, ist Ihr Bewegungsumfang. Ihr Bewegungsumfang ist definiert als das Maß der Bewegung eines bestimmten Körperteils.

Was ist der Bewegungsumfang?

Versuchen Sie einmal, wie viele Stufen einer Treppe Sie auf einmal nehmen können. Schaffen Sie es bis zur zweiten Stufe, vielleicht auch bis zur dritten oder sogar bis zur vierten Stufe? Genau darum geht es bei Ihrem Bewegungsspielraum.

Ihr Bewegungsspielraum kann mit Ihrer Flexibilität verglichen werden, aber das ist nicht ganz dasselbe. Unter Beweglichkeit versteht man die abstrakte Bewegung, die Ihr Körper ausführen kann.

Der Bewegungsspielraum ist buchstäblich der Bereich, in dem Sie sich bewegen können. Wenn Sie also an Ihrer Flexibilität arbeiten, arbeiten Sie auch an der Erweiterung Ihres Bewegungsumfangs.

Ihr Bewegungsspielraum ermöglicht es Ihnen, Ihre Reichweite zu vergrößern und Ihre Gliedmaßen lebendig, bereit und immer in Bewegung zu halten.

Ihr Bewegungsspielraum hängt also letztendlich davon ab, wie gut Sie sich bewegen können. Stark zu sein ist großartig, aber wenn Sie das oberste Regal nicht erreichen können, weil sich Ihre Muskeln nicht weit genug dehnen, dann fehlen Ihnen ein paar wichtige Übungen.

Der Bewegungsspielraum wird hauptsächlich durch Dehnübungen erreicht. Darum sollten

Sie Ihre Gliedmaßen gelegentlich in alle Richtungen strecken, in die es Ihnen möglich ist. Auf diese Weise halten Sie Ihren Bewegungsspielraum aufrecht.

Der Bewegungsumfang mag für sich genommen nicht so wichtig erscheinen, aber in Kombination mit den anderen Komponenten des funktionellen Trainings macht er den Unterschied zwischen erfolgreichem und weniger erfolgreichem Training aus.

Sie können über immense Kraft und Stärke verfügen, aber ohne einen entscheidenden Bewegungsumfang werden Sie nie der beste Läufer oder der weiteste Springer sein, da Ihre Beine nicht daran gewöhnt sind, so große Schritte zu machen.

Mit Kraft und Stärke können Sie konstant ein hohes Tempo laufen, was gut ist. Um noch besser zu werden, sollten Sie die Länge Ihrer Schritts verbessern, indem Sie Ihre Beine mit Hilfe geeigneter Übungen dehnen.

Betrachten Sie die Komponenten des funktionellen Trainings niemals als isolierte

Bewegungen, da für jede Übung das Zusammenspiel mehrerer Muskeln erforderlich ist. Nur wenn sie gut zusammenarbeiten, schaffen sie eine starke, robuste Basis, auf die Sie sich jeden Tag verlassen können.

Bewegungsspielraum in Ihrem täglichen Leben

Ihr Bewegungsspielraum hat für alles Bedeutung, was Sie tun, auch wenn Sie ihn bei Ihren täglichen Handlungen vielleicht nicht bemerken. Wenn Sie sich strecken, um etwas über Kopf zu erreichen, wenn Sie einen längeren Schritt machen, um über eine Pfütze zu gehen, wenn Sie sich hinknien, um etwas unter Ihrem Bett zu suchen - all das sind Beispiele für den Bewegungsradius in Ihrem Leben.

Wenn Sie an Ihrem Bewegungsspielraum arbeiten, arbeiten Sie nicht nur daran, Ihre Reichweite zu vergrößern, sondern auch daran, dass es Ihnen leichter fällt, so weit zu kommen. Und das ist gerade im fortgeschrittenen Alter besonders wichtig.

Denken Sie an die sportliche Leistung, die Sie auf Ihre täglichen Aktivitäten übertragen können. Es wird Ihnen leichter fallen, schneller zu laufen, zu springen und zu gehen. Sie können sich mühelos über und unter sich strecken. Viele Handlungen im Allgemeinen werden deutlich einfacher.

Wenn Sie trainieren, führen Sie Handlungen übertriebener aus, als sie es im wirklichen Leben sind. Diese Technik sorgt dafür, dass alles, was Sie in Ihrem Alltag tun, leicht machbar bleibt.

Der Bewegungsspielraum ist nichts, woran man allein arbeitet. Er wird bei allem, was Sie im wirklichen Leben und in Ihrem Training tun, beeinflussen.

Es gibt zwar Workouts, die den Eindruck erwecken, sie seien in erster Linie ein Training für Ihren Bewegungsumfang, in Wirklichkeit jedoch haben sie einen ganz anderen Schwerpunkt und trainieren Ihren Bewegungsumfang zusätzlich.

Das Besondere am Training Ihres Bewegungsumfangs ist, dass es so einfach sein kann wie das morgendliche Dehnen.

Drehen Sie sich nach dem Aufwachen auf die Seite des Bettes und strecken Sie die Arme über den Kopf. Bewegen Sie Ihre Beine ein wenig und beugen Sie Ihren Rücken. All dies kann dazu beitragen, dass Sie sich Tag für Tag ein bisschen besser bewegen können als gestern.

Machen Sie eine Yoga-Sitzung. Gehen Sie eine Runde joggen. Schon die kleinsten Dinge können Ihren Bewegungsradius verbessern. Je mehr Sie tun, desto größer wird die Veränderung. Solange Sie jeden Tag auch nur 15 Minuten lang dranbleiben, werden Sie den Unterschied spüren und sehen.

Übungen für den Bewegungsspielraum

Die Übungen für Ihren Bewegungsspielraum sollten Sie am besten zwischendurch, am Anfang und am Ende Ihres Gesamttrainings durchführen. Alle diese Bewegungen lassen sich besser ausführen, wenn Sie sie jeweils mindestens 20 Sekunden lang halten.

1. Ausfallschritt mit Wirbelsäulendrehung

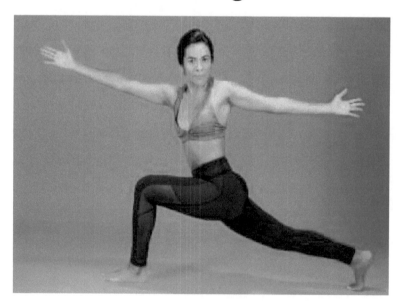

Diese Übung ist der übliche Ausfallschritt mit einer neuen Variante, die Sie ausprobieren können. Wenn Sie sich im Ausfallschritt befinden, drehen Sie Ihren Rumpf langsam in Richtung des aufgestützten Beines, so dass Sie, wenn Ihr rechtes Bein aufgestützt ist, nach rechts schauen. Die Arme strecken Sie dabei nach außen. Wiederholen Sie diese Übung dann mit dem linken Bein.

Das hilft Ihrem Rumpf, den Beinen und den Armen, sich zu dehnen. Je länger Sie die Übung ausführen, desto stärker ist das Brennen und desto leichter fällt sie Ihnen beim nächsten Mal.

2. Schmetterlingsdehnung

Setzen Sie sich auf den Boden und führen Sie Ihre Beine so zusammen, dass sich die Fußsohlen berühren. Lassen Sie dann Ihre Knie nach außen zeigen und legen Sie Ihre

Hände an die Füße. Ziehen Sie dann die Füße nah an sich heran.

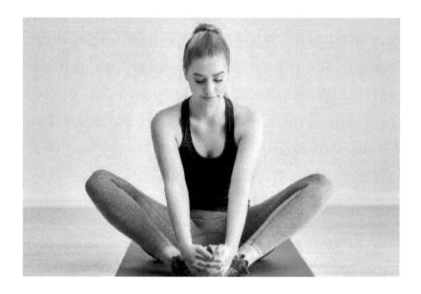

Beugen Sie jetzt Ihren Oberkörper so weit nach vorn, wie es geht. Bleiben Sie ca. 20 Sekunden in dieser Haltung und richten Sie sich dann wieder auf. Diese Übung sollten Sie 2 – 4mal wiederholen.

3. Schulterdrücken im Sitzen

Bei dieser Übung sitzen Sie auf dem Boden, ähnlich wie bei der Schmetterlingsdehnung, nur dass Sie dieses Mal die Arme auf den

Rücken nehmen und verschränken. Sofort sollten Sie spüren, wie sich Ihre Schulterknochen in dieser Position zusammenziehen. Sie können diese Übung auch mit leichten Gewichten unterstützen. Achten Sie darauf, dass Ihr Oberkörper gerade und gestreckt ist.

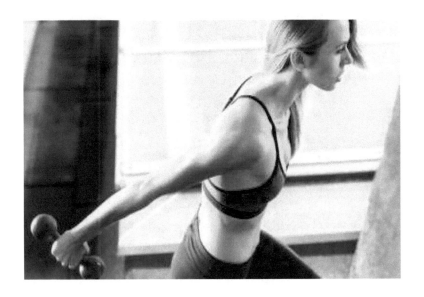

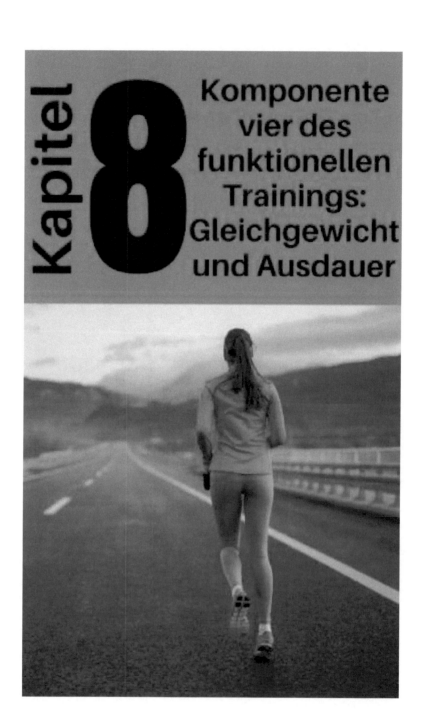

Kapitel 8

Komponente vier des funktionellen Trainings: Gleichgewicht und Ausdauer

Kapitel 8
Komponente vier des funktionellen Trainings: Gleichgewicht und Ausdauer

Um die vier Gruppe des funktionellen Trainings zu vervollständigen, gibt es schließlich noch die letzte Komponente: Gleichgewicht und Ausdauer.

Diese beiden Punkte wirken in jeder Hinsicht zusammen und tragen dazu bei, alles zu verbessern, was Sie tun können, einschließlich der bisher bereits genannten Komponenten.

Was sind Gleichgewicht und Ausdauer?

Für Gleichgewicht und Ausdauer gibt es zwei verschiedene Definitionen. Gleichgewicht ist definiert als die Fähigkeit, die Bewegungen des Körpers zu kontrollieren, zu steuern und zu kontrollieren. Es gibt zwei Arten von Gleichgewicht: das statische Gleichgewicht und das dynamische Gleichgewicht. Das statische Gleichgewicht bezieht sich auf das Gleichgewicht, das Sie erwerben müssen, wenn Sie sich nicht bewegen, also völlig still stehen. Diese Art von Gleichgewicht ist leichter zu erlernen und zu kontrollieren als das dynamische Gleichgewicht, also das Gleichgewicht, wenn man in Bewegung ist.

Eine Ergänzung zum Gleichgewicht ist die Koordination, die eine sehr wichtige Rolle im Fitnessbereich spielt. Koordination ist die Fähigkeit, zwei oder mehr Dinge gleichzeitig zu tun, den Körper auf zwei oder mehr verschiedene Arten fließend und effizient zu bewegen.

Gleichgewicht und Koordination gehen Hand in Hand, und in der anderen Hand befindet sich die Ausdauer. Ausdauer, die auch als Stehvermögen bezeichnet werden kann, ist die Fähigkeit Ihrer Muskeln und Ihres Körpers, über einen längeren Zeitraum aktiv zu bleiben.

Gleichgewicht und Ausdauer tragen zusammen dazu bei, dass Sie eine bestimmte Zeitspanne festlegen können, wie lange Sie im Stande sind, etwas zu tun. Mit einem guten Gleichgewicht und einer normalen Ausdauer können Sie lange aktiv sein.

Dies führt zu einer abschließenden Zusammenfassung aller Komponenten des funktionellen Trainings. Mit dem richtigen Maß an Kraft haben Sie eine solide Grundlage, um ein fitter Mensch zu werden. Ihre Kraft wird Ihnen helfen, allen Belastungen standzuhalten, denen Sie beim Training ausgesetzt sind.

Kraft ist die Geschwindigkeit, mit der Sie Ihr Training schneller und mit mehr Stärke bewältigen können. Kraft hilft Ihnen, Ihre Stärke aufzubauen, so dass Sie sich mehr anstrengen können, und hilft Ihnen, die Extrameile zu erreichen.

Die andere Möglichkeit, die Extrameile zu schaffen ist die Nutzung Ihres Bewegungsumfangs, der Ihnen hilft, in kürzerer Zeit mehr zu erreichen. Verwechseln Sie nicht Kraft und Bewegungsumfang. Mit Kraft kommen Sie schneller voran, mit dem Bewegungsradius kommen Sie weiter. Zusammen bilden sie ein nützliches Duo.

Und schließlich sind da noch Ihr Gleichgewicht und Ihre Ausdauer. Das sind die Komponenten, die Ihnen ein Zeitlimit setzen, wie lange Sie Ihre Höchstleistung erbringen können. Alles hat seine Grenzen, und irgendwann werden Sie sich abnutzen. Ihr Gleichgewicht wird schwächer und Ihr Atem rauer und rasender.

Wenn Sie alle Teile zusammenfügen, haben Sie ein perfektes Puzzle, das Ihnen hilft, Ihre persönliche Gesundheit zu maximieren.

Gleichgewicht und Ausdauer lassen Sie auf minimalste Art und Weise durch den Tag kommen. Sie passen so gut zusammen wie die Zeilen eines guten Gedichts und sorgen harmonisch dafür, dass Sie das nötige Gleichgewicht und Durchhaltevermögen haben, um die Ereignisse des Tages zu bewältigen. Wie das Sprichwort sagt, funktioniert alles, wenn es ein Gleichgewicht gibt.

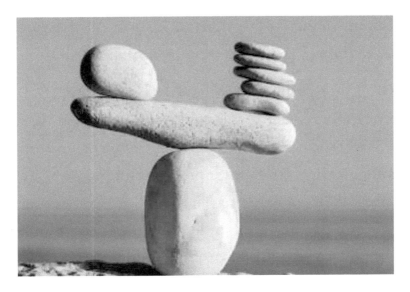

Das einfachste und am ehesten nachvollziehbare Beispiel wäre das Treppensteigen.

Wenn Sie die Treppe hinaufgehen, ist jeder Moment, in dem Sie den Fuß heben ein Sekundenbruchteil des Gleichgewichts. Ohne dieses Gleichgewicht würden Sie die Treppe hinunterstürzen.

Beim Treppensteigen brauchen Sie aber auch die nötige Ausdauer, um weiter hinauf zu kommen. Mit dem richtigen Maß an Ausdauer können Sie die gesamte Treppe hinaufgehen, aber ohne diese Ausdauer wird Ihnen nach der dritten Stufe die Luft ausgehen.

Gleichgewicht und Ausdauer sind eigentlich zwei Dinge, die man nicht so leicht bemerken kann. Diese beiden Eigenschaften verbessern sich täglich und nehmen gleichzeitig ab. Je mehr Sie an einem Tag tun, desto besser werden Sie morgen sein. Je weniger Sie heute tun, desto weniger werden Sie morgen leisten können.

Wenn Sie Ihr Gleichgewicht und Ihre Ausdauer ständig verbessern, werden Sie auch ständig bessere Ergebnisse erzielen.

Aber Gleichgewicht, Koordination und Ausdauer sind keine Dinge, an denen man einfach aufhören kann zu arbeiten. Sobald Sie ein geeignetes Niveau der Ausdauer erreicht haben, bleiben Sie dran.

Halten Sie Ihr Niveau und fallen Sie nicht ab. Je älter Sie werden, desto schwieriger wird es, ein Niveau zu halten.

Deshalb ist es für ältere Menschen besser, ein erreichtes Niveau zu halten, als weiter zu versuchen, noch höher zu klettern. Wenn Sie allerdings aufhören, Ihr Niveau zu halten, werden Ihr Gleichgewicht und Ihre Ausdauer von Tag zu Tag schwächer.

Putzen, Kochen, Gehen, Sprechen - all das beansprucht Ihre Ausdauer. Laufen, Heben, jede Art von Bewegung mit irgendeinem Teil des Körpers erfordert eine gewisse Gleichgewichtsanstrengung.

Ohne ein geeignetes Training wird das Gehen zu einer lästigen Pflicht und ohne das richtige Maß an Ausdauer werden Sie lethargisch.

Gleichgewichts- und Ausdauerübungen

Sie können ein- bis zweimal pro Woche eine komplette Yogastunde einlegen, um diese Art von Training zu absolvieren.

1. Einbeiniger Stand

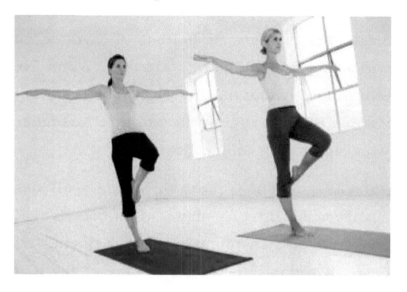

Bei dieser Übung stehen Sie mit einem Bein in der Luft und mit dem anderen am Boden verwurzelt. Versuchen Sie, diese Pose so lange wie möglich zu halten.

Am Anfang sollten Sie sich vielleicht an einer Wand oder einem Stuhl festhalten, damit Sie sich besser an die Haltung gewöhnen können. Wenn Sie generell kein gutes Gleichgewicht haben, beginnen Sie mit nach außen gestreckten Armen, um das Gleichgewicht zu verbessern.

Wenn Sie nach und nach ein besseres Gleichgewicht halten, können Sie diese einfache Übung durch das Anheben und Senken des angehobenen Beins erschweren. Dabei sollte das angehobene Bein den Boden nicht berühren.

Auf diese Weise können Sie mit einer einzigen Übung sowohl Ihr Gleichgewicht als auch Ihre Kraft verbessern.

2. Plyo-Lunge

Bei dieser Variante des Ausfallschritts springen Sie jedes Mal, wenn Sie sich über ein Bein beugen, ab und wechseln zum anderen Bein. Auf diese Weise verbessern Sie mit jedem Wechsel Ihre Ausdauer und imitieren die Aktionen, die Sie beim Laufen ausführen.

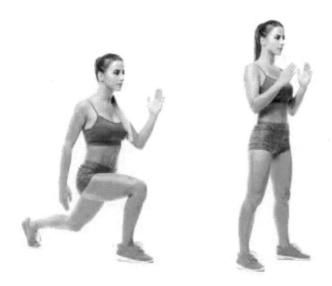

Der Plyo-Lunge ist eine intensivere Bewegung als ein normaler Ausfallschritt. Versuchen Sie es also nur, wenn Sie sich wohl fühlen und in der Lage sind, zuerst einen normalen Ausfallschritt zu machen.

3. Wadenheben mit geradem Bein

Bei dieser Übung wird Ihr Gleichgewicht auf eine harte Probe gestellt. Stellen Sie sich auf eine Stufe oder einen Kasten und heben Sie ein Bein hinter sich. Drücken Sie den Fuß nach oben, so dass Sie auf den Zehen stehen, halten Sie ihn einige Sekunden lang und kommen Sie dann wieder herunter. Tauschen Sie die Beine nach ein paar Pumpbewegungen auf jedem Fuß.

Das wird zwar wehtun, aber Sie werden danach sicher ein besseres Gleichgewicht haben.

Kapitel 9

Beispiele für Ihren Übungsplan

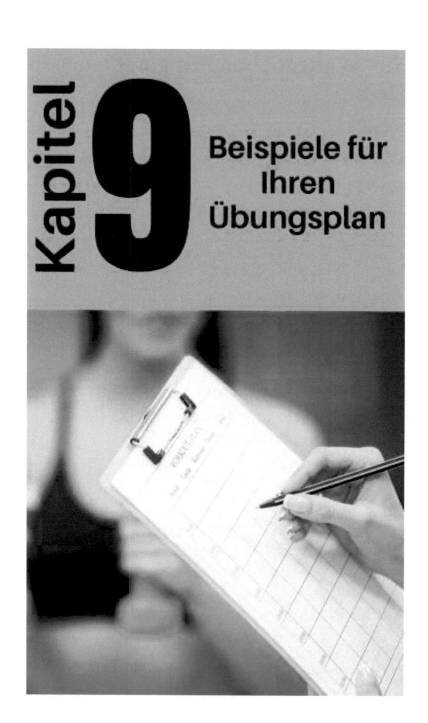

Kapitel 9
Beispiele für Ihren Übungsplan

Funktionelles Training ist eine Art von Fitness-Training, das darauf abzielt, die Bewegungen und Fähigkeiten zu verbessern, die für alltägliche Aktivitäten und Sportarten erforderlich sind. Es geht nicht nur darum, isolierte Muskeln zu trainieren, sondern vielmehr darum, Bewegungsmuster und ganze Muskelgruppen zu stärken, um eine höhere Leistungsfähigkeit und Gesundheit zu erreichen.

Typische Übungen im funktionellen Training umfassen eine Kombination aus verschiedenen Bewegungen wie Kniebeugen, Ausfallschritten, Liegestützen, Klimmzügen, Kurzhantel- und Kettlebell-Übungen, Sprüngen und anderen koordinativen Übungen. Diese Übungen werden oft in Zirkel- oder Intervall-Trainingseinheiten kombiniert, um ein intensives und abwechslungsreiches Training zu gewährleisten.

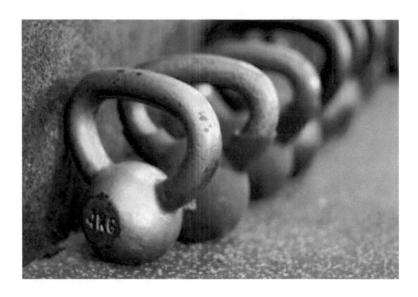

Funktionelles Training kann von Menschen aller Fitness-Levels ausgeführt werden, da Übungen an individuelle Bedürfnisse und Fitnessziele angepasst werden können.

Es kann dazu beitragen, Kraft, Ausdauer, Gleichgewicht, Koordination und Flexibilität zu verbessern und Verletzungen zu vermeiden, indem es den Körper auf die

Herausforderungen des täglichen Lebens und des Sports vorbereitet.

Ihr ganz persönlicher Übungsplan dient dazu, Ihre individuellen Trainingsziele zu definieren und den Weg dorthin zu strukturieren. Ein gut durchdachter Trainingsplan kann dabei helfen, das Training effektiver und effizienter zu gestalten, indem er sicherstellt, dass alle Aspekte des Trainings berücksichtigt werden und die Trainingsbelastung kontinuierlich und sinnvoll gesteigert wird.

Ihr Übungsplan kann verschiedene Ziele verfolgen, wie zum Beispiel:

- Verbesserung der körperlichen Fitness
- Gewichtsverlust
- Steigerung der Kraft und Ausdauer
- Aufbau von Muskelmasse
- Rehabilitation nach Verletzungen

Ein gut durchdachter Trainingsplan wird auf Ihre individuellen Bedürfnisse abgestimmt und berücksichtigt dabei Faktoren wie Alter, Fitnesslevel, Gesundheitszustand und Trainingshistorie. Er enthält eine Vielzahl von Übungen und Trainingsmethoden, um Abwechslung und Fortschrittlichkeit im Training zu gewährleisten.

Damit Sie Ihren ganz persönlichen Übungsplan erstellen können, zeige ich Ihnen hier die 7 wichtigsten Übungen, die Sie je nach Wunsch kombinieren sollten.

Im Idealfall integrieren Sie alle 7 Übungen in Ihren Übungsplan, wobei es nicht erforderlich ist, jeden Tag alle Übungen einzuplanen. Starten Sie am Anfang mit den leichteren Varianten und steigern Sie sich dann von Woche zu Woche.

Dabei sollten Sie sich aber immer wohlfühlen.

7 Übungen für echte funktionelle Stärke

Funktionelles Training ist eine Trainingsmethode, bei der alles, was Sie während des Trainings tun, die Bewegungen der täglichen Aktivitäten nachahmt. Das Ziel ist es, einen fitteren Körper zu erreichen, indem Sie Ihre Fähigkeit verbessern, alltägliche Aktivitäten auszuführen.

Anstatt eine bestimmte Muskelgruppe anzusprechen, werden beim funktionellen Training mehrere Muskeln beansprucht, so wie wenn Sie versuchen, nach Gegenstand ganz oben im Regal zu greifen oder sich zu bücken, um etwas anzuheben oder auf den Boden zu legen.

Was kann funktionelles Training für Sie tun?

Funktionales Training kann Ihr Leben viel einfacher machen. Wie der Name schon sagt, geht es beim funktionellen Training darum, Ihre Funktionalität zu verbessern. Dieses Training zielt nicht darauf ab, Ihre Muskeln massiv zu vergrößern oder Sie auch nur größer aussehen zu lassen, sondern darauf, dass Ihr Körper besser funktioniert.

Alle Bewegungen, die Sie trainieren, helfen Ihnen, Ihre Muskeln und Knochen an die natürlichen Bewegungen anzupassen, die Sie im Laufe des Tages ausführen. Auch wenn sie mit Sicherheit übertriebener sind als in der Realität, helfen sie Ihrem Körper, die täglichen Belastungen auszuhalten. Mit zunehmender Übung wird der Druck auf Ihre Muskeln weniger belastend und Ihre aktive Leistung verbessert sich insgesamt.

Aber Vorsicht: Es gibt einen richtigen und einen falschen Weg, um zu trainieren. Wenn Sie Ihre Trainingsroutine nicht täglich oder jeden zweiten Tag zur Gewohnheit machen, werden Sie nicht vom Training profitieren. Experten empfehlen sogar, dass sich funktionelle Übungen mit dem Alter und den Fähigkeiten ändern.

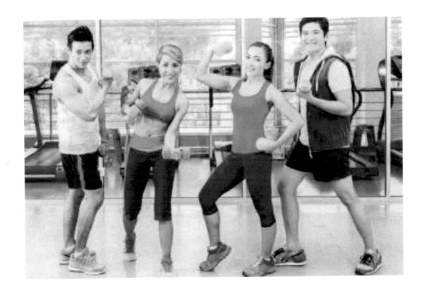

Ein Teenager muss sich beispielsweise keine Gedanken darüber machen, wie er sicher von einem Stuhl aufsteht, aber für eine ältere Person kann das ein Problem sein. Ebenso kann es sein, dass jemand mit einer Behinderung einen anderen funktionellen Schwerpunkt braucht als jemand, der nicht von einer Behinderung betroffen ist.

Funktionelle Training-Übungen

Die Übungen, die mit funktionellem Training verbunden sind, sind überhaupt nicht kompliziert. Alle Bewegungen, die Sie beim funktionellen Training lernen, sind solche, die Sie bereits in Ihrem Alltag praktizieren.

Für Anfänger ist funktionelles Training der beste Weg, um Muskeln und Kraft zu entwickeln.

Wenn Sie von einem sehr niedrigen Niveau aus starten und zum ersten Mal trainieren, gibt es keinen Druck. Stürzen Sie sich nicht in Hardcore-Workouts, die Sie bis auf die Knochen zermürben. Fangen Sie nicht gleich an, Gewichte zu heben, da Sie sich dabei wahrscheinlich nur verletzen werden.

Die meisten Fitnessübungen lassen sich so abschwächen, dass Sie Ihnen anfangs leicht fallen. Wenn Sie das Gefühl haben, dass etwas zu schwer für Sie ist, scheuen Sie sich nicht, Ihre Übungen zu reduzieren. Suchen

Sie sich eine leichtere Übung oder trainieren Sie kürzer.

Wenn Sie den Dreh erst einmal raus haben, scheuen Sie sich nicht, Ihre Grenzen zu erweitern und neue Bewegungen auszuprobieren. Nehmen Sie sich mehr Zeit und bringen Sie Gewichte ins Spiel. Mehr zu trainieren kann nur in eine Richtung führen, und zwar nach vorne. Sobald Sie einen funktionellen Trainingsfluss erreicht haben, sollten Sie das Beste daraus machen und versuchen, keinen Tag auszulassen.

Im Folgenden finden Sie einige allgemeine Übungen, die Sie in allen funktionellen Fitnessroutinen finden werden, unabhängig von Ihrem Niveau. Diese Übungen können miteinander kombiniert werden, sie können mit hoher oder niedriger Belastung ausgeführt werden, und sie alle haben ihre eigenen Vorteile für die Leistungsfähigkeit Ihres Körpers.

Übung Nr. 1 – Kniebeugen

Kniebeugen stärken Ihre Oberschenkel und Knie und fördern das Gleichgewicht Ihrer Knöchel und Füße. Diese Bewegung ist Standard und wird bei den meisten Workouts praktiziert. Wenn es um Gewichtheben geht, haben die meisten Gewichtheber eine Ausgangsposition in der Hocke. Kniebeugen können auch dazu beitragen, Ihre Körpermitte zu stärken, da sie in dieser Position zusammengedrückt wird.

Eine Kniebeuge kann hart für die Knie sein, da die meiste Kompression hier stattfindet. Wenn Sie noch nicht bereit für eine Kniebeuge sind, können Sie immer auf halber Strecke stoppen.

Sie müssen sich nicht in eine richtige Sitzposition begeben, wenn dies Ihre Knie zu sehr belastet.

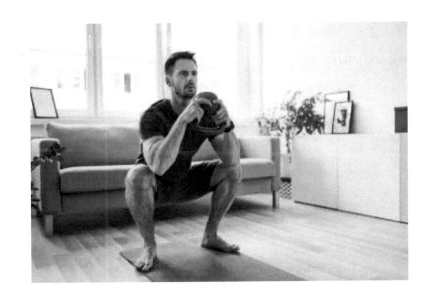

Die Kniebeuge wird im Rahmen der funktionellen Fitness in mehreren Übungen eingesetzt. Im Folgenden finden Sie einige Übungen, die eine Kniebeuge beinhalten.

Kniebeuge

Bei dieser Übung springen Sie auf einen Block, der vor Ihnen liegt. Zu Beginn dieser Übung gehen Sie in die Hocke und heben dann vom Boden ab. Sobald Sie auf den Block gesprungen sind, gehen Sie in die

Hocke und springen dann ab. Diese Bewegung wird am besten ausgeführt, wenn sie ständig wiederholt wird.

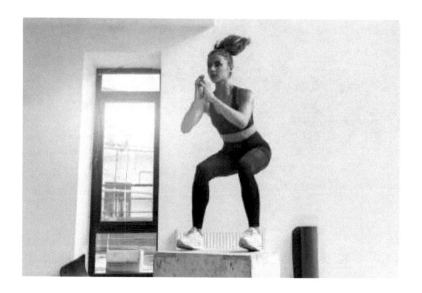

Allerdings handelt es sich dabei um eine sehr anstrengende Übung. Wenn Sie das Gefühl haben, dass Sie das nicht schaffen, versuchen Sie, nur vom Block auf den Boden und zurück zu springen, ohne in die Hocke zu gehen. Versuchen Sie diese Übung erst, wenn Sie die Kniebeuge vollständig beherrschen und sich an das Springen vom Block auf den Boden und zurück gewöhnt haben.

Kniebeuge mit Seitwärtsdrehung

Bei dieser Kniebeuge drehen Sie sich beim Abwärtsgehen in einer 90-Grad-Drehung nach links oder rechts, so dass Ihr gesamter Rumpf in eine Richtung verlagert wird.

Diese Kniebeuge hilft Ihnen, Ihre Körpermitte zu stärken, während Sie sich drehen. Die Bewegung kann für Sie anstrengend sein, wenn Sie gerade erst anfangen.

Falls Sie sich nicht sofort die volle Drehung machen können, ist das kein Problem. Drehen Sie sich so weit, wie Sie können. Sobald Sie ein Brennen in der Taille und in der Seite spüren, wissen Sie, dass die Bewegung funktioniert.

Um diese Bewegung zu intensivieren, können Sie Gewichte in die Hände nehmen oder in der Hocke die Armen hin und her bewegen. Auf diese Weise wird die Übung zu einem Ganzkörpertraining. Versuchen Sie das aber erst, wenn Sie sich an die erste Version der Bewegung gewöhnt haben.

Einbeinige Kniebeuge

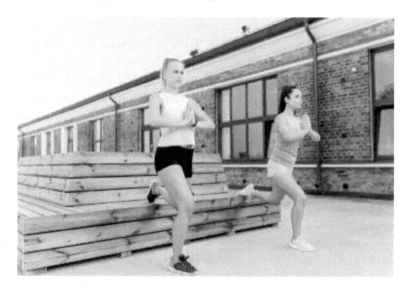

Für diese Art der Kniebeuge benötigen Sie einen Stuhl. Stellen Sie ein Bein hinter sich auf den Stuhl und gehen Sie mit dem anderen Bein in die Hocke. Diese Bewegung ist sehr anstrengend und erfordert, dass Sie gut daran gewöhnt sind, Kniebeugen allein auszuführen.

Versuchen Sie diese Übung nur, wenn Sie die beiden zuvor beschriebenen Übungen gut beherrschen. Sie können diese Übung intensivieren oder zu einem Ganzkörpertraining machen, indem Sie ein paar Gewichte einsetzen. Sie können diese Übung auch noch schwieriger gestalten, indem Sie ein Widerstandsband hinter Ihrem Fuß auf dem Stuhl platzieren und mit Ihrem Arm daran ziehen, während Sie in die Hocke gehen.

Wie helfen Kniebeugen?

Kniebeugen (engl. "squats") sind eine der effektivsten Übungen für die Stärkung der Beinmuskulatur und haben auch noch viele weitere Vorteile. Hier sind einige der wichtigsten Vorteile von Kniebeugen:

1. **Stärkung der Beinmuskulatur**: Kniebeugen trainieren vor allem die großen Muskelgruppen in den Beinen, wie Quadrizeps, Hamstrings und Gesäß-

muskeln. Durch die regelmäßige Durchführung von Kniebeugen kann man die Beinmuskulatur stärken und die Kraft und Ausdauer verbessern.

2. **Verbesserung der Körperhaltung**: Kniebeugen trainieren nicht nur die Beine, sondern auch den Kernbereich und den unteren Rückenbereich. Durch die Stärkung dieser Bereiche kann man eine aufrechtere Körperhaltung erreichen und das Risiko von Rückenschmerzen verringern.

3. **Verbesserung der Beweglichkeit**: Kniebeugen erfordern eine große Bewegungsamplitude, die dazu beitragen kann, die Flexibilität und Beweglichkeit in den Hüft- und Knöchelgelenken zu verbessern.

4. **Erhöhung des Kalorienverbrauchs**: Kniebeugen sind eine anstrengende Übung, die dazu beitragen kann, den Stoffwechsel zu erhöhen und den Kalorienverbrauch zu steigern. Da-

durch kann man Gewicht verlieren oder das Gewicht halten.

5. **Verbesserung der Knochengesundheit**: Kniebeugen sind eine gewichttragende Übung, die dazu beitragen kann, die Knochengesundheit zu verbessern und das Risiko von Osteoporose zu verringern.

6. **Verbesserung der Herz-Kreislauf-Fitness**: Kniebeugen sind eine anstrengende Übung, die dazu beitragen kann, den Herzschlag zu erhöhen und die Atmung zu vertiefen. Dadurch kann man die kardiovaskuläre Fitness verbessern und die Ausdauer erhöhen.

Insgesamt sind Kniebeugen eine effektive Übung zur Stärkung der Beinmuskulatur und Verbesserung der Körperhaltung, Beweglichkeit, Knochengesundheit und Herz-Kreislauf-Fitness.

Übung Nr. 2 – Ausfallschritte

Ausfallschritte sind eine gängige Trainingsbewegung, die in fast jedem Trainingsprogramm vorkommt. Ein Ausfallschritt hilft Ihnen, den Bewegungsradius Ihrer Beine zu erweitern. Je weiter und länger Sie einen Ausfallschritt halten können, desto besser und stärker sind Ihre Beine.

Seitlicher Ausfallschritt (Plyo)

Bei diesem Ausfallschritt bewegen Sie sich von Seite zu Seite und nicht von vorne nach hinten. Stellen Sie sich zunächst gerade hin, und strecken Sie dann ein Bein so weit wie möglich zur Seite. Lassen Sie dabei das andere Bein nach vorne beugen, bis beide Beine die Dehnung unter dem Oberschenkel zu spüren beginnen.

Wiederholen Sie diesen Vorgang mit der anderen Seite. Dieser Ausfallschritt ist recht einfach. Wenn Sie das Gefühl haben, dass Sie

Ihr Bein nicht ganz durchstrecken können, lassen Sie es. Gehen Sie so weit wie möglich, bis Sie eine Dehnung in Ihren Muskeln spüren.

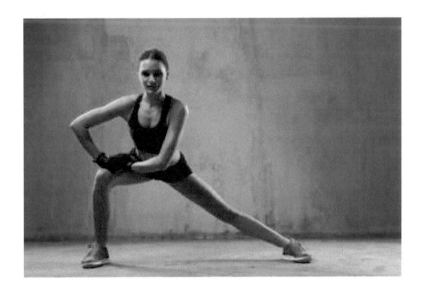

Übertreiben Sie dieses Gefühl nicht, Sie könnten sich etwas zerren und sich verletzen.

Um es schwieriger zu machen, können Sie sich auch in die andere Richtung strecken, indem Sie den Arm über den Kopf halten und den anderen Arm als Stütze für Ihr Bein benutzt. Wenn Sie zum Beispiel Ihr rechtes

Bein strecken, ist es Ihr rechter Arm, der über Ihren Kopf gestreckt wird. Das hilft Ihrem gesamten Bewegungsumfang und Ihrem Gleichgewicht.

Drehung im Ausfallschritt

Bei dieser Bewegung führen Sie einen Ausfallschritt mit einer leichten Drehung aus. Sobald Sie über ein Bein nach unten gehen, drehen Sie Ihren Körper um 90 Grad zu einer Seite. Wechseln Sie bei jedem Ausfallschritt die Seite, zu der Sie sich drehen. So stärken Sie nicht nur Ihre Beine, sondern auch Ihren Rumpf.

Diese Bewegung ähnelt der Hocke mit Seitwärtsdrehung. Die Drehung, während die Beine etwas anderes tun, fördert die Torsion und Flexibilität. Dies sorgt für ein besseres Training, da mehr als ein Körperteil beansprucht wird.

Um das Ganze etwas schwieriger zu gestalten, können Sie Gewichte in Ihre Übung einbauen und bei jeder Drehung einen Arm anheben. Sie können auch Widerstandsbänder verwenden, indem Sie eines unter jeden Fuß legen und mit dem anderen Ende die Hand strecken, während Sie sich drehen. Wenn das Widerstandsband unter dem rechten Fuß liegt, drehen Sie sich nach links und dehnen das Band mit dem linken Arm und umgekehrt.

Plyo-Lunge (Sprungausfallschritt)

Bei dieser Übung springen Sie jedes Mal, wenn Sie Ihre Beine abwechseln. Diese Bewegung ist sehr anstrengend, daher sollten Sie sie am Anfang besser nicht ausführen.

Bei dieser Bewegung sollten Sie Ihre Arme nicht mit einbeziehen, da Sie sich sonst verletzen könnten. Das Springen zwischen den einzelnen Ausfallschritten ist eine waghalsige Bewegung, die viel Körperbeherrschung erfordert. Deshalb ist es besser, wenn Sie sich nicht noch auf Ihre Arme, sondern nur auf Ihre Beine konzentrieren.

Der Plyo-Lunge kann natürlich auch einfacher gemacht werden. Wenn Sie für diese Bewegung noch nicht bereit sind, machen Sie einen einfachen Ausfallschritt.

Versuchen Sie außerdem, zwischen den einzelnen Ausfallschritten nur ab und zu zu springen, jedoch nicht im Wechsel. Machen Sie eine Pause vor jedem Ausfallschritten, springen Sie eine Minute lang und kehren Sie dann zu den Ausfallschritten zurück. Das hilft Ihrem Körper, sich auf den Plyo-Lunges vorzubereiten.

Welche Vorteile haben Ausfallschritte?

Ausfallschritte (engl. "lunges") sind eine Art von Kraftübung, die hauptsächlich die Beinmuskulatur trainieren, aber auch den

Kern und den unteren Rückenbereich einbeziehen. Hier sind einige der wichtigsten Vorteile von Ausfallschritten:

1. **Stärkung der Beinmuskulatur**: Ausfallschritte trainieren vor allem die großen Muskelgruppen in den Beinen, wie Quadrizeps, Hamstrings und Gesäß-muskeln. Durch die regelmäßige Durchführung von Ausfallschritten kann man die Beinmuskulatur stärken und die Kraft und Ausdauer verbessern.
2. **Verbesserte Körperhaltung**: Ausfallschritte trainieren nicht nur die Beine, sondern auch den Kernbereich und den unteren Rückenbereich. Durch die Stärkung dieser Bereiche kann man eine aufrechtere Körperhaltung erreichen und das Risiko von Rückenschmerzen verringern.
3. **Verbesserte Balance**: Ausfallschritte erfordern eine gute Balance und Körperkontrolle, insbesondere wenn man sie mit Gewichten ausführt.

Regelmäßiges Training von Ausfallschritten kann dazu beitragen, die Balance und Koordination zu verbessern.

4. **Verbesserte Beweglichkeit**: Ausfallschritte können dazu beitragen, die Flexibilität und Beweglichkeit in den Hüft- und Knöchelgelenken zu verbessern, da sie eine große Bewegungsamplitude erfordern.

5. **Verbesserte Herz-Kreislauf-Fitness**: Ausfallschritte sind eine anstrengende Übung, die dazu beitragen kann, den Herzschlag zu erhöhen und die Atmung zu vertiefen. Dadurch kann man die kardiovaskuläre Fitness verbessern und die Ausdauer erhöhen.

Insgesamt sind Ausfallschritte eine effektive Übung zur Stärkung der Beinmuskulatur und Verbesserung der Körperhaltung, Balance, Beweglichkeit und Herz-Kreislauf-Fitness.

Übung Nr. 3 – Dehnungen

Für Dehnungen eignen sich besonders Yoga Übungen, denn sie sind der perfekte Weg, um Ihren Körper zu lockern und zu entspannen. Sie helfen Ihnen auch dabei, Ihren gesamten Körper zu stärken.

Dehnungen sollten Sie auf jeden Fall in Ihr Trainingsprogramm einbauen. Dehnen Sie sich zu Beginn, um sich vorzubereiten, in der Mitte, um sich zu beruhigen, und am Ende, um sich zu entspannen.

Downward Dog (Herabschauender Hund)

Diese Haltung ist, wie fast alle Dehnübungen, obwohl eigentlich eine Yoga Arsana, auch beim funktionalen Training eine der grundlegendsten Bewegungen. In dieser Haltung sind Ihre Füße und Hände flach auf dem Boden, und Ihr Rücken ist gewölbt. Ihr Po sollte in der Luft sein, während Ihre Beine und Arme gerade ausgestreckt sind.

Diese Haltung dehnt alle Muskeln in Ihrem Körper und lockert sie. Der herabschauende Hund kann der Ausgangspunkt für eine weitere Bewegung sein, denn Sie können jede andere Dehnungsübung zu dieser Haltung hinzufügen.

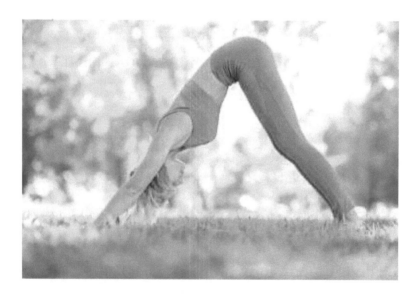

Manchmal wird diese Haltung auch für eine Brücke verwendet. Sie beginnen mit geradem Rücken auf Händen und Knien und gehen dann langsam und stetig in den herabschauenden Hund über. Das hilft Ihrem Körper, sich an die Bewegung des Aufstehens anzupassen. Die Position Ihres gesamten Körpers wird durch diese Bewegung verändert.

Cobra-Pose (Kobrahaltung)

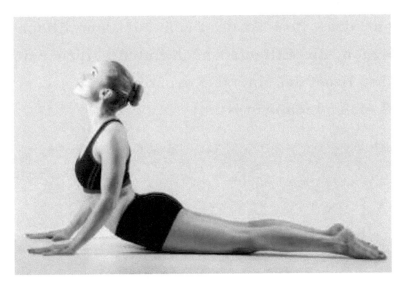

Auch diese Übung ist eine bekannte Yoga Asana. Die Kobra-Pose hilft Ihnen, Ihre Rumpfmuskeln und Arme zu stärken. Sie entspannt auch Ihre Beine. Bei dieser Pose legen Sie sich zunächst flach auf den Bauch. Heben Sie Ihre Körpermitte an, so dass Ihre Beine flach auf dem Boden bleiben, aber Brust und Bauch angehoben werden. Legen Sie die Hände flach auf den Boden und beugen Sie die Ellbogen, wenn Sie müssen.

Eine weitere Bewegung, die dieser ähnelt, ist die Luchs-Pose, die praktisch dasselbe ist, nur dass Ihre Arme flach auf dem Boden liegen, die Ellbogen nach unten zeigen und Ihre Brust der einzige Körperteil ist, der vom Boden abgehoben ist.

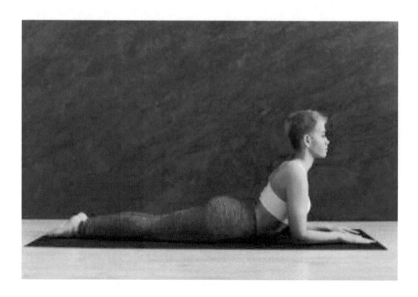

Ihr Bauch und Ihre Beine bleiben flach. Diese Haltung eignet sich hervorragend für die Flexibilität Ihrer Körpermitte, da es keine alltägliche Bewegung ist, sie vom Boden abzuheben, während der Rest des Körpers gesenkt bleibt.

Cow-Pose (Kuh-Pose)

Die Kuhhaltung ist eine weitere Pose, die eine Dehnungsübung einleiten kann. Diese Pose ist relativ einfach und eignet sich hervorragend für den Einstieg ins Training. Bei dieser Pose stehen Sie auf allen Vieren, Hände und Knie flach auf dem Boden, während Ihr Rücken möglichst gerade bleiben soll.

Diese Übung hilft Ihnen, Ihre Haltung im Stehen zu stärken. Wenn Sie diese Position beibehalten, versucht Ihr Rücken natürlich, sich zu krümmen und zu entspannen. Das Ziel ist, dies nicht zuzulassen und ihn stattdessen so gerade wie möglich zu halten.

Nach einer Weile fühlen sich Ihre Arme vielleicht wackelig an und Ihr Magen dreht sich, aber das bedeutet, dass die Haltung funktioniert.

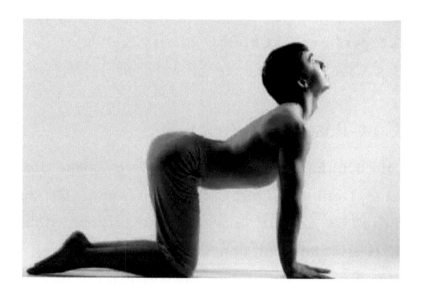

Welche Vorteile haben Dehnungen?

Dehnübungen haben viele Vorteile für den Körper und den Geist. Hier sind einige der wichtigsten Vorteile:

- **Verbesserte Flexibilität**: Dehnungsübungen helfen dabei, die Flexibilität der Muskeln und Gelenke zu erhöhen. Eine verbesserte Flexibilität kann dazu beitragen, Verletzungen zu vermeiden und die Beweglichkeit im Alltag zu verbessern.
- **Reduzierter Stress**: Dehnübungen können helfen, Spannungen im Körper zu lösen und den Geist zu beruhigen. Durch die Konzentration auf die Atmung und die Dehnung kann man sich entspannen und Stress abbauen.
- **Verbesserte Körperhaltung**: Regelmäßige Dehnübungen können helfen, die Körperhaltung zu verbes-sern, indem sie die Muskeln im Rücken und in den Schultern dehnen und stärken.
- **Verbesserte Durchblutung**: Dehnübungen können helfen, die Durchblutung im Körper zu verbessern, indem sie die Muskeln stimulieren und den Blutfluss erhöhen.

- **Erhöhte Energie**: Durch Dehnungsübungen wird die Durchblutung im Körper erhöht und die Atmung vertieft, was zu einem Gefühl von Energie und Vitalität führen kann.
- **Verbesserte Sportleistung**: Dehnungsübungen können dazu beitragen, die Muskeln auf das Training oder den Sport vorzubereiten, indem sie die Flexibilität erhöhen und Verletzungen vorbeugen.

Insgesamt können regelmäßige Dehnungsübungen dazu beitragen, den Körper flexibler, entspannter und energiegeladener zu machen und die allgemeine Gesundheit zu verbessern.

Übung Nr. 4 - Sit-ups

Sit-ups sind ein Klassiker und trainieren den besten Teil Ihres Körpers: Ihre Körpermitte. Mit Sit-ups können Sie fast alles machen.

Sit-ups lassen sich leicht in ein Ganzkörper-Workout verwandeln.

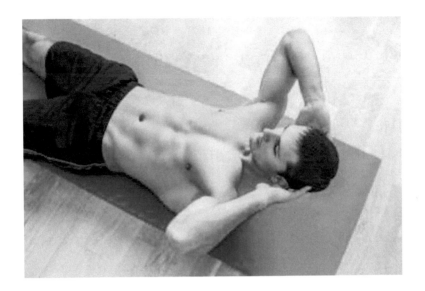

Sit-up-Drehung

Bei dieser Variante der Sit-ups heben Sie sich nicht gerade hoch, sondern drehen sich beim Aufstehen zu einer Seite. Legen Sie sich zunächst mit angezogenen Knien hin. Legen Sie die Hände hinter den Kopf. Heben Sie sich aus dem Bauch heraus an, während Sie mit den Füßen auf dem Boden stehen bleiben. Drehen Sie sich zu einer Seite, bis

Ihr Ellbogen Ihr Knie berührt, und legen Sie sich wieder hin.

Wechseln Sie zwischen den Seiten und wiederholen Sie diesen Vorgang ein paar Mal.

Diese Bewegung fördert sowohl die Flexibilität als auch die Kraft. Sie wird Sie schnell ermüden, aber die Anstrengung ist es wert. Das Aufstehen aus dem Bett, das Aufrichten, das Bücken und das Umdrehen werden einfacher, wenn Sie diese Bewegung intensiv üben.

Sit-up mit Gewichten

Diese Version ist eine hochintensive Übung und sollte von Anfängern besser nicht ausgeführt werden.

Beginnen Sie wie bei einem normalen Sit-up. Der Rücken liegt flach auf dem Boden, die Knie sind angewinkelt. Legen Sie Ihre Arme mit einem Gewicht in jeder Hand flach auf den Boden. Während Sie sich aufrichten, ziehen Sie beide Arme nach innen, bis sie Ihre Knie berühren und Sie aufrecht sitzen. Wenn Sie nach unten gehen, legen Sie die Arme wieder flach auf den Boden. Diese Übung erfordert eine gewisse Koordination und einen ausgewogenen Kraftaufbau.

Eine andere Variante besteht darin, die Gewichte die ganze Zeit an der Seite zu halten, während Sie sich aufsetzen. Halten Sie Ihre Arme in einem 90-Grad-Winkel, um die Belastung und den Druck auf Ihre Muskeln zu erhöhen, damit Sie diese Position halten können. Diese Methode kann in die Twist-Variante eines Sit-ups integriert werden, allerdings nur, wenn Sie mit Sit-ups bereits vertraut sind.

Wenn Sie sich diese Bewegung erleichtern wollen, können Sie nur die Arme anheben und absenken, ohne dabei Ihren Rumpf anzuheben. Das hilft Ihren Schultern und Armen, während Sie den Rumpf erst später anheben. Für Anfänger ist diese Übung nicht zu empfehlen, da sie bei unbedachten Versuchen zu Rückenverletzungen führen kann.

Bicycle Crunch (Fahrrad Crunch)

Der Bicycle Crunch unterscheidet sich geringfügig von einem Sit-up, basiert jedoch auf der gleichen Formation.

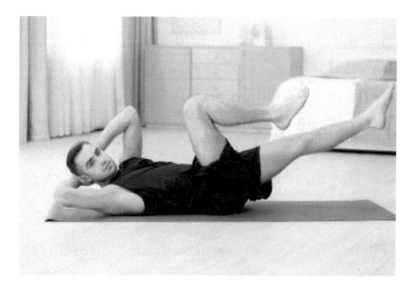

Beginnen Sie diese Übung, indem Sie sich flach auf den Boden legen, die Knie anziehen und die Hände hinter den Kopf legen. Heben Sie zunächst den Kopf an, so dass er nicht auf dem Boden liegt. Heben Sie dann die Beine an und beginnen Sie, sie wie auf einem

Fahrrad zu bewegen. Drehen Sie dabei Ihren Kopf von links nach rechts, ohne dabei den Boden zu berühren. Drehen Sie den gegenüberliegenden Ellbogen zum gegenüberliegenden Knie und achten Sie darauf, dass nur Ihr Rücken und Ihr Gesäß den Boden berühren.

Wie helfen Sit-Ups?

Sit-ups (engl. "crunches") sind eine Übung, die hauptsächlich die Bauchmuskulatur trainiert. Hier sind einige der wichtigsten Vorteile von Sit-ups:

1. **Stärkung der Bauchmuskulatur**: Sit-ups trainieren hauptsächlich die geraden Bauchmuskeln, aber auch die schrägen Bauchmuskeln werden einbezogen. Durch die regelmäßige Durchführung von Sit-ups kann man die

Bauchmuskulatur stärken und die Kraft und Ausdauer verbessern.

2. **Verbesserung der Körperhaltung**: Sit-ups trainieren nicht nur die Bauchmuskeln, sondern auch den Kernbereich. Durch die Stärkung dieser Bereiche kann man eine aufrechtere Körperhaltung erreichen und das Risiko von Rückenschmerzen verringern.

3. **Verbesserung der Atmung**: Sit-ups erfordern eine tiefe Atmung, die dazu beitragen kann, die Lungenkapazität zu erhöhen und die Atemmuskulatur zu stärken.

4. **Verbesserung der Beweglichkeit**: Sit-ups erfordern eine Beweglichkeit in der Wirbelsäule und können dazu beitragen, die Flexibilität in diesem Bereich zu verbessern.

5. **Verbesserung der Körperkontrolle**: Sit-ups erfordern eine gute Körperkontrolle und Stabilität im Kernbereich. Durch die regelmäßige Durchführung von Sit-ups kann man die

Körperkontrolle verbessern und das Gleichgewicht erhöhen.

Insgesamt sind Sit-ups eine effektive Übung zur Stärkung der Bauchmuskulatur und Verbesserung der Körperhaltung, Atmung, Beweglichkeit und Körperkontrolle. Es ist jedoch wichtig zu beachten, dass Sit-ups auch das Risiko von Verletzungen erhöhen können, insbesondere wenn sie falsch durchgeführt werden. Es ist daher wichtig, eine richtige Form und Technik zu erlernen und auf das eigene Körpergefühl und eventuelle Schmerzen zu achten.

Übung Nr. 5 – Pulse

Unter Pulse versteht man eine schnelle, rasante und sich wiederholende Bewegung. Hier kennen Sie sicher den Begriff „pulsieren". Beim funktionellen Training beziehen sich Pulse auf häufige, schnelle Bewegungen in einer Übung.

Wenn Sie diese Bewegung immer wieder ausführen, werden ihre Muskeln gestärkt.

Armimpulse

Ein Armimpuls kann z.B. ein Anspannen der Armmuskulatur sein. Eine Übung ist das Heben der Arme mit Gewichten von den Ellbogen ab. Dabei werden auch Handgelenke gerade gehalten, um die Gewichte leichter greifen zu können. Mit dieser Übung wird die Gesamtkraft der Arme, des Bizeps und des Trizeps verbessert.

Armimpulse sind auch bei Liegestützen zu finden. Das wiederholte Strecken Ihrer Arme ist ein Beispiel für eine pulsierende Bewegung. Ihre Arme drücken schnell und gleichmäßig nach oben und unten, um Ihren Oberkörper anzuheben.

Beinpulse

Beim Beinpulsieren werden natürlich die Beine mit einbezogen. Dabei führen Sie eine schnelle, kontinuierliche Bewegung immer wieder aus. Ausfallschritte sind keine Impulsbewegung. Bei Ausfallschritten lassen Sie sich Zeit, damit die Dehnung der Muskeln einsetzen kann.

Ein Beispiel für eine pulsierende Bewegung wäre das Anheben des Beins. Sie können sich auf ein Bein stellen und das andere schnell und wiederholt anheben. Heben Sie das Bein so an, dass es stets einen rechten Winkel bildet und das Bein vom Knie aus angehoben wird. Während Sie das Bein anheben, sollte Ihr Knie am höchsten sein. Das wird ein brennendes Gefühl unter dem Knie verursachen, aber Sie wissen dann, dass die Übung Wirkung zeigt.

Diese Art von Training hilft Ihnen, schnelle Bewegungen mit Ihren Beinen auszuführen. Springen und Treten fallen Ihnen leichter, wenn Sie Pulse-Bewegungen in Ihr Training einbauen.

Core-Pulse (Kernimpulse)

Pulse sind gar nicht so schwer in Ihr Trainingsprogramm einzubauen, aber sie intensivieren das Workout um ein ganzes Stück. Ein Puls für die Körpermitte ist nicht so einfach einzubauen wie ein Puls für Beine und Arme, aber nicht unmöglich.

Heben Sie sich bei einem Sit-up nicht bis zu den Beinen hoch, sondern heben Sie sich leicht an, so dass sich Ihre Körpermitte beugt, und gehen Sie dann wieder nach unten. Wiederholen Sie diesen Vorgang so schnell wie möglich, um den Sit-up in eine Pulsbewegung zu verwandeln. Das hilft Ihnen, wenn Sie aus dem Liegen aufstehen oder wenn Sie sich vom Boden abheben müssen. Außerdem stärkt es Ihre Rumpfmuskulatur.

Welche Vorteile haben Pulse?

"Pulse" (auch bekannt als "Pulsieren" oder "Halb- oder Viertel-Wiederholungen") sind eine Trainingsmethode, bei der man eine Wiederholung einer Übung in kleinere Teile aufteilt und diese Teile schnell hintereinander ausführt. Hier sind einige der Vorteile von "Pulse":

1. **Erhöhung der Muskelspannung**: Durch die Ausführung von "Pulse" wird die Muskelspannung erhöht, da die Muskeln während der gesamten Übungsdauer unter Spannung gehalten werden. Dies kann dazu beitragen, das Muskelwachstum und die Kraftentwicklung zu verbessern.
2. **Erhöhung des metabolischen Stress**: "Pulse" können dazu beitragen, den metabolischen Stress auf die Muskeln zu erhöhen, was dazu beitragen kann, das Muskelwachstum zu fördern. Ein höherer metabolischer Stress kann auch

den Stoffwechsel erhöhen und den Fettabbau fördern.

3. **Verbesserung der Muskelkontrolle**: Durch die kontrollierte Ausführung von "Pulse" kann man die Muskelkontrolle verbessern und das Risiko von Verletzungen verringern.

4. **Verbesserung der Muskeldehnung**: "Pulse" können dazu beitragen, die Muskeldehnung zu erhöhen, indem man die Bewegungsamplitude vergrößert und die Dehnungsdauer verlängert. Eine bessere Muskeldehnung kann dazu beitragen, die Flexibilität und Beweglichkeit zu verbessern.

5. **Erhöhung der Trainingsintensität**: "Pulse" können dazu beitragen, die Trainingsintensität zu erhöhen, indem man die Wiederholungen schneller ausführt oder mehr Wiederholungen in derselben Zeit durchführt. Dadurch kann man die Muskeln auf eine andere Art und Weise stimulieren und das Training effektiver gestalten.

Insgesamt können "Pulse" eine nützliche Trainingsmethode sein, um die Muskelspannung, den metabolischen Stress, die Muskelkontrolle, die Muskeldehnung und die Trainingsintensität zu erhöhen. Es ist jedoch wichtig zu beachten, dass "Pulse" auch das Verletzungsrisiko erhöhen können, insbesondere wenn sie falsch oder mit zu viel Gewicht durchgeführt werden. Es ist daher wichtig, eine richtige Form und Technik zu erlernen und auf das eigene Körpergefühl und eventuelle Schmerzen zu achten.

Übung Nr. 6 - Dumbbell Rows

Dumbbell-Rows, übersetzt „Ruderübungen" sind ein hervorragender Ausgleich zu all dem täglichen Sitzen. Diese Übungen sind hilfreich, um die vernachlässigte Muskelmasse des Rückens zu trainieren und die Hüftstabilität zu verbessern. Dies ist für den Alltag sehr wichtig, da viele Menschen eine schwache Außenrotation haben, die sich auf ihren Gang auswirkt.

Einarmiges Kurzhantelrudern

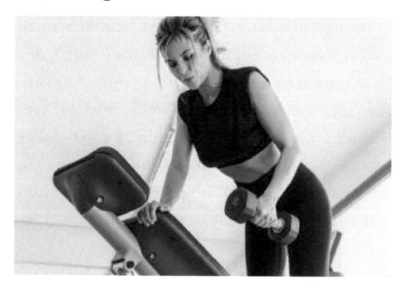

Dies ist die einfachste Haltung für diese Übung. Halten Sie eine Kurzhantel in einer Hand und legen Sie die andere Hand auf eine Stützmöglichkeit. Beugen Sie sich mit leicht gebeugten Knien in der Taille, bis sich der Oberkörper in einem 30-Grad-Winkel zum Boden befindet. Rudern Sie die Hantel nach oben, bis sie die Seite des Oberkörpers berührt, und halten Sie inne. Halten Sie die Hantel zwei Sekunden lang, bevor Sie den

Arm wieder absenken. Wiederholen Sie einen Satz von 8 und wechseln Sie die Arme.

Kurzhantel-Rudern

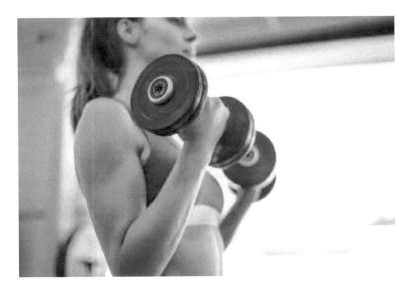

Dies ist eine Steigerung der ersten Übung. Nehmen Sie die gleiche Haltung ein wie beim einarmigen Kurzhantelrudern, halten Sie aber diesmal eine Kurzhantel in jeder Hand. Beugen Sie die Knie leicht und beugen Sie sich in der Taille nach vorn. Achten Sie darauf, den Rücken gerade zu halten und die Arme vollständig vor den Körper zu strecken.

Ziehen Sie den Rücken zusammen, beugen Sie die Arme und ziehen Sie beide Hanteln gleichzeitig bis zum Brustkorb. Halten Sie die Hanteln zwei Sekunden lang in dieser Position, bevor Sie sie wieder in die Ausgangsposition absenken. Wiederholen Sie die Übung.

Abwechselndes Kurzhantelrudern

Ziehen Sie bei nach vorn gestreckten Armen die Schultern zusammen und ziehen Sie nur eine Kurzhantel, bis sie die Seite des Oberkörpers erreicht. Halten Sie die Position zwei Sekunden lang und senken Sie den Arm. Während Sie den ersten Arm absenken, ziehen Sie den anderen Arm zu Ihrer Seite hoch. Fahren Sie auf diese Weise abwechselnd fort, bis Sie den Satz beendet haben.

Eine gesteigerte Version ist das einbeinige Rudern mit Kurzhanteln, wobei ein Bein vom Boden abhebt und die andere Hand das

Rudern ausführt. Sie können sich anfangs mit der freien Hand an der Rückenlehne eines Stuhls abstützen und später, wenn Sie Ihr Gleichgewicht verbessern, auf den Stuhl verzichten.

Wie helfen Dumbbell-Rows?

"Dumbbell Rows" sind eine effektive Übung für den Rücken, bei der man mit einer Kurzhantel in einer einarmigen Bewegung den Rücken und die Schultern trainiert. Hier sind einige der Vorteile von "Dumbbell Rows":

1. **Verbesserung der Rückenmuskulatur**: "Dumbbell Rows" können dazu beitragen, die Rückenmuskulatur, insbesondere die Latissimus-Dorsi-Muskeln, zu stärken und zu vergrößern. Ein starker Rücken kann dazu beitragen, eine bessere Körperhaltung zu unterstützen und das Verletzungsrisiko zu verringern.

2. **Steigerung der Kraft**: Durch das regelmäßige Ausführen von "Dumbbell Rows" kann man die Kraft im Rücken und den Schultern erhöhen. Eine höhere Kraft kann dazu beitragen, die allgemeine Fitness und Leistungsfähigkeit zu verbessern.

3. **Verbesserung der Griffkraft**: "Dumbbell Rows" erfordern eine starke Griffkraft, da man eine Kurzhantel während der gesamten Übungsdauer halten muss. Durch das Ausführen dieser Übung kann man die Griffkraft erhöhen und somit auch andere Übungen, die eine starke Griffkraft erfordern, effektiver ausführen.

4. **Verbesserung der Körperstabilität**: Während der Ausführung von "Dumbbell Rows" muss man eine stabile Körperposition einnehmen, um ein Absinken der Hüfte oder ein Verdrehen des Rückens zu vermeiden. Dadurch kann man die Körperstabilität und das Gleichgewicht verbessern.

5. **Vielseitigkeit**: "Dumbbell Rows" können in verschiedenen Variationen ausgeführt werden, z.B. als einarmige oder beidarmige Version oder mit einer Variation der Griffbreite. Dadurch kann man die Übung an die eigenen Trainingsziele und Bedürfnisse anpassen und die Vielseitigkeit des Trainings erhöhen.

Insgesamt sind "Dumbbell Rows" eine effektive Übung, um den Rücken und die Schultern zu stärken, die Kraft und Körperstabilität zu verbessern und die Griffkraft zu erhöhen. Es ist jedoch wichtig, eine richtige Form und Technik zu erlernen und auf das eigene Körpergefühl und eventuelle Schmerzen zu achten.

Übung Nr. 7 – Liegestütze

Von allen hier erwähnten funktionellen Übungen gibt es keine, die so sehr geliebt und gehasst wird wie der Liegestütz. Die einen lieben ihn, weil er ihre Oberkörperkraft stärkt, die anderen hassen ihn, weil sie ihn nicht richtig ausführen können.

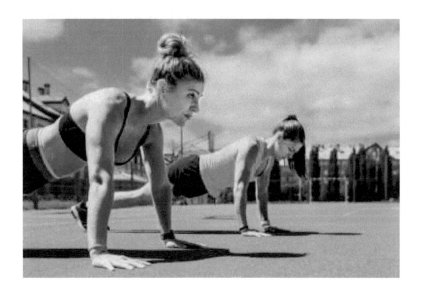

Aber keine Sorge, es gibt Wege, den Liegestütz richtig zu machen. Sie müssen nur mit modifizierten Versionen beginnen, um die Grundlage für die Kraft zu schaffen, die Sie für diese Übung benötigen.

Wand-Liegestütze

Diese Variante ist für alle geeignet, die es nicht schaffen, einen Liegestütz bis zum

Boden zu machen. Diese Haltung wird im Stehen an einer Wand ausgeführt und ist sehr hilfreich, um das Gewicht zu reduzieren, das die Armmuskeln tragen müssen.

Stellen Sie sich etwas mehr als eine Armlänge von der Wand entfernt hin und stützen Sie sich mit beiden Händen an der Wand ab, die Füße stehen schulterbreit auseinander. Beugen Sie langsam beide Ellbogen und senken Sie den Oberkörper in Richtung Wand. Halten Sie die Position für zwei Sekunden. Drücken Sie sich langsam wieder zurück, bis die Arme wieder gerade sind. Wiederholen Sie die Übung 10-12 Mal.

Schräge Liegestütze

Dies ist der nächste Schritt auf dem Weg zum normalen Liegestütz. Beim Liegestütz in Schräglage haben Sie die Möglichkeit, sich auf dem Weg nach unten von einem Tisch oder Stuhl abzustoßen, um mehr Horizontalität zu erreichen.

Nehmen Sie die Liegestützposition ein, balancieren Sie auf einem Stuhl oder Tisch und drücken Sie sich nach unten und dann wieder nach oben, wobei Sie den Rücken während der gesamten Bewegung gerade halten.

Knie-Liegestütze

Diese Übung führt Sie fast in den normalen Liegestütz. In dieser Version führen Sie den Liegestütz auf Händen und Knien aus, um die Beine und die Bauchmuskulatur zu entlasten.

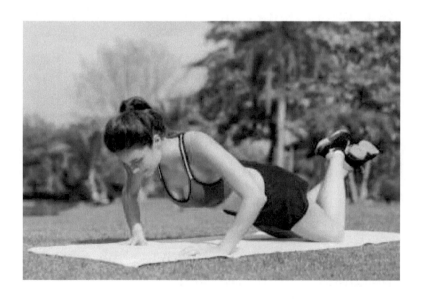

Beginnen Sie in der hohen Phase, wobei sich Ihre Schultern über den Handgelenken befinden und Ihre Wirbelsäule gestreckt ist. Lassen Sie die Knie auf dem Boden und beginnen Sie dann, den Oberkörper in Richtung Boden zu senken. Drücken Sie anschließend die Handflächen auf den Boden, um die Arme wieder zu strecken.

Sobald Sie sich mit dem Knie-Liegestütz vertraut gemacht haben, können Sie den normalen Liegestütz versuchen, bei dem die Beine gestreckt sind und die Knie nicht auf dem Boden aufliegen.

Welche Vorteile haben Liegestützen?

Liegestütze sind eine der bekanntesten und effektivsten Übungen, um die Kraft und Ausdauer der oberen Körpermuskulatur zu verbessern. Hier sind einige Vorteile von Liegestützen:

1. **Stärkung der Brustmuskulatur**: Liegestütze sind hervorragend für die Stärkung der Brustmuskulatur geeignet, was die allgemeine Oberkörperkraft und -form verbessern kann.

2. **Entwicklung der Schultermuskulatur**: Bei der Durchführung von Liegestützen wird auch die Schultermuskulatur beansprucht, was dazu beitragen kann, Schultern und Oberarme zu formen.

3. **Verbesserung der Kernstabilität**: Liegestütze erfordern eine gewisse Spannung im Rumpf, was dazu beitragen kann, die Stabilität des Kerns zu verbessern und die Bauchmuskeln zu stärken.

4. **Steigerung der Muskelmasse**: Regelmäßiges Liegestütztraining kann dazu beitragen, die Muskelmasse und -dichte

in der oberen Körpermuskulatur zu erhöhen.

5. **Verbesserung der Körperhaltung**: Liegestütze können auch dazu beitragen, eine bessere Körperhaltung zu erreichen, indem sie die Muskeln stärken, die für eine aufrechte Haltung erforderlich sind.

6. **Keine Ausrüstung erforderlich**: Ein weiterer Vorteil von Liegestützen ist, dass keine spezielle Ausrüstung erforderlich ist. Sie können jederzeit und überall ausgeführt werden, was sie zu einer äußerst praktischen Übung macht.

Es ist jedoch wichtig zu beachten, dass Liegestütze nicht für jeden geeignet sind, insbesondere wenn Sie Verletzungen oder Schmerzen im Schulter-, Arm- oder Rückenbereich haben. Es ist daher immer ratsam, vor Beginn eines neuen Trainingsprogramms einen Arzt zu konsultieren und gegebenenfalls eine professionelle Anleitung zu erhalten.

Alle diese funktionellen Fitnessübungen zielen auf bestimmte Körperteile ab und stärken sie auf ihre eigene Weise. Stellen Sie sich das so vor: Anstatt Ihren Körper in einem Zug aufzubauen, entwickelt das funktionelle Training Ihren Körper in Bausteinen, bis er schließlich einen Punkt erreicht, an dem die Kraft Ihres Körpers gleichmäßig verteilt ist.

Es ist wichtig zu verstehen, wie funktionelle Fitness funktioniert und warum sie funktioniert, damit Sie bei Ihren Übungen Fortschritte machen. Es gibt Fehler, die Sie machen können, Eindrücke, die Sie von anderen erhalten, und Erwartungen, die Sie erreichen wollen.

Ich hoffe, mit all den Informationen in diesem Buch sind Sie jetzt in der Lage, sich Ihren ganz persönlichen Übungsplan zu erstellen.

Schluss-
betrachtung

Schlussbetrachtung

Es gibt keinen perfektes Training, das auf jeden passt. Jeder Mensch hat andere Bedürfnisse und Anforderungen, denn jeder hat unterschiedliche Ziele und Ambitionen.

Finden Sie heraus, was Sie von einem Fitnessprogramm am meisten erwarten. Setzen Sie sich klare Ziele, die Sie auch wirklich erreichen können.

Halten Sie durch und wählen Sie den langsamen und einfachen Weg um zum Ziel zu gelangen. Steigern können Sie sich später immer noch.

Funktionelles Training wird Ihnen dabei helfen, genau das zu tun. Wenn Sie sich anstrengen, bei allem was Sie tun das richtige Maß an Ausgewogenheit finden und den Mut haben, weiterzumachen, egal was passiert, werden Sie am Ende sicher das bekommen, was du brauchst.

Um laufen zu können, müssen Sie erst lernen, wie man geht. Um anzuhalten, müssen Sie erst einmal anfangen. Für optimale Gesundheit und Funktionalität ist funktionelles Training genau die Lösung, nach der Sie gesucht haben.

Nachtrag

Ich hoffe, dieses Buch hat Ihnen gefallen und Sie werden mit Hilfe des funktionellen Trainings auch im fortgeschrittenen Alter noch fit und gesund sein, um die Anforderungen des Lebens zu meistern.

Wie Sie gelernt haben, ist es gar nicht so schwer, mit einem Training von 15 – 25 Minuten täglich fit und vital zu bleiben. Und das auf äußerst einfache Art.

Beherzigen Sie die Tipps, die ich Ihnen in diesem Buch gegeben habe. Erstellen Sie sich einen Trainingsplan, der zu dem passt, was Sie leisten können und steigern Sie sich dann nach und nach. Wenn Sie dann nach einigen Wochen zurück schauen, werden Sie verblüfft sein, welche Steigerungen der Vitalität Sie schon erreicht haben.

Ich wünsche Ihnen viel Erfolg dabei.

Ihr Werner Weilhaber

Noch eine Bitte: Sie würden mir und diesem Buch einen großen Gefallen tun, wenn Sie bei Amazon eine Rezension erstellen.

Das geht sehr einfach, indem Sie in Ihrem Amazon Account unter „Bestellungen" die Bestellung dieses Buches heraussuchen und dann auf „Schreib eine Rezension" klicken.

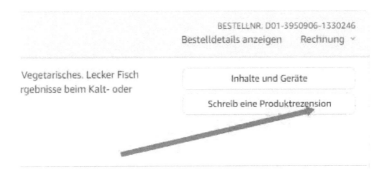

Schon einmal vielen Dank dafür.

Wenn Sie Anregungen zum Buch haben oder Ihnen etwas nicht gefällt, schreiben Sie mir gern eine Email unter

michael-kindle@web.de

Buchempfehlung

Wie schon in der Einleitung angekündigt, habe ich hier 2 Buchvorschläge für Sie, die Ihnen helfen können, durch eine gesunde Ernährung zusätzlich zu Ihrem funktionellem Training Gewicht zu verlieren.

Buchvorschlag 1- Intervallfasten für Frauen... und natürlich auch für Männer

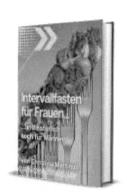

In diesem Buch zeigt Ihnen Christina Martinus, wie Sie durch einfaches Ver-schieben Ihrer Esszeiten ganz leicht und dauerhaft Intervallfasten können um so viele Kg abzunehmen.

Buchvorschlag 2 – Die Keto Diät

Die Keto Diät ist eine Diät Form, die sehr gut zum Thema Intervallfasten und auch zum Thema Funtionelles Training passt, denn hier verzichten Sie nicht auf das Essen, sondern reduzieren nur den Verzehr von Kohlenhydraten. Wirklich eine spannende Kombination.

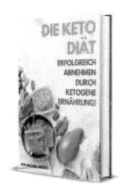

Impressum

Copyright © 2023 mwj-media Michael Jaeckel

Autor: Werner Weilhaber

Vertreten durch
Wellness-Concept Michael Jäckel

Naumburger Str. 10

31177 Harsum

Deutschland

1. Auflage 2023

ISBN: 9798393100544

Alle Rechte vorbehalten.

Nachdruck, auch auszugsweise, ist verboten.

Kein Teil dieses Werkes darf ohne schriftliche Genehmigung des Autors in irgendeiner Form reproduziert, vervielfältigt oder verbreitet werden.

Gedruckt von: Amazon Media EU S.á r.l., 5 Rue Plaetis, L-2338, Luxemburg.

Coverbild - Canva.com